Gabija Toleikyte

［英］**加比亚·图莱克** _ 著 樊丽霞 _ 译

# 为什么我总是改不了

WHY THE F*CK CAN'T I CHANGE?

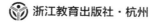
浙江教育出版社 · 杭州

**图书在版编目（CIP）数据**

为什么我总是改不了 / （英）加比亚·图莱克
(Gabija Toleikyte) 著；樊丽霞译 . -- 杭州：浙江教
育出版社，2023.10
　　ISBN 978-7-5722-6368-2

　　Ⅰ.①为… Ⅱ.①加…②樊… Ⅲ.①脑科学—普及
读物 Ⅳ.① R 338.2-49

中国国家版本馆 CIP 数据核字（2023）第 149221 号

WHY THE F*CK CAN'T I CHANGE ?: INSIGHTS FROM NEUROSCIENCE FOR
LASTING CHANGE
by Gabija Toleikyte
Copyright © 2021 by Gabija Toleikyte
This edition arranged with Intercontinental Literary Agency Ltd. (ILA)
through Big Apple Agency, Inc., Labuan, Malaysia.
Simplified Chinese edition copyright © 2023
by Beijing Xiron Culture Group Co., Ltd.
All rights reserved.

版权合同登记号 浙图字：11-2023-233

| | | | |
|---|---|---|---|
| **责任编辑** 赵清刚 | | **美术编辑** 韩　波 | |
| **责任校对** 马立改 | | **责任印务** 时小娟 | |
| **产品经理** 苏　格 | | **特约编辑** 李芳芳 | |

## 为什么我总是改不了
WEISHENME WO ZONGSHI GAI BU LIAO

［英］加比亚·图莱克 著　樊丽霞 译

| | |
|---|---|
| 出版发行 | 浙江教育出版社 |
| | （杭州市天目山路 40 号　电话：0571-85170300-80928） |
| 印　　刷 | 三河市中晟雅豪印务有限公司 |
| 开　　本 | 880mm×1230mm　1/32 |
| 成品尺寸 | 145mm×210mm |
| 印　　张 | 8.75 |
| 字　　数 | 160 000 |
| 版　　次 | 2023 年 10 月第 1 版 |
| 印　　次 | 2023 年 10 月第 1 次印刷 |
| 标准书号 | ISBN 978-7-5722-6368-2 |
| 定　　价 | 59.80 元 |

如发现印装质量问题，影响阅读，请与出版社联系调换。

献给我的家人

# 前言

你是不是许下过许多美好的新年愿望？比如，减肥、攒钱、创业、定期锻炼、换个工作、健康饮食或者戒烟。你可能觉得自己浑身上下都充满了热情，你相信，这一年肯定会和以前不一样。

好，咱们来快进一下，看看一个月后发生了什么。可能和大多数人一样，你又回到了原来的起点。来找我指导的客户、我研讨班的学员、我的朋友，说实话，包括我自己，大部分人都有这样的表现。我们都是如此。

在我的指导实践中，我遇到过很多人，他们一年年甚至几十年地挣扎着，想改掉那些有害的习惯。我最初开始做心理指导的时候，来找我的主要是大学教授、部门主任和讲师。

你猜怎么着，他们竟然也面临着同样的问题。有些人想改掉拖延症，却总是把事情留到最后一分钟，错过很多重要的截止期限；还有些人想健康饮食或者多运动，却也做不到，因而健康问题日益严峻；也有些人一期一期地参加讲座，想更好地发挥领导力，却总是在压力面前无法很好地把他们学到的那些真知灼见应用到实践中去。

这个不断想做出改变却又不断失败的过程真让人灰心丧气。本来我们都觉得，只要努力去做，有坚强的意志力，我们就应该能做出改变。可当我们做不到的时候，便开始怀疑自己的能力和性格，自尊心因而受挫。我们的大脑所产生的这些不切实际的期望对我们正确认识自己产生了负面的影响，同时，给我们带来了额外的压力。这样一来，想真正、持久地做出改变就更难了。

因此，要打破这个恶性循环，我们就要了解大脑能给出哪些切实可行的期望，又有哪些脚踏实地的做法能真正给我们带来改变。

基于多种原因，我们的大脑会对突然的改变做出抵制。人是习惯使然的生物，自动地按习惯行事既节省了很多体力，也节省了很多脑力，使我们的大脑得到解放，可以去关注其他事情。另外，熟悉感也能使大脑的情感中枢得到满足。习惯一般都是在不知不觉中形成的，因而要改变习惯往往就需要做出一番斗争。每当我们想去改变却没成功的时候，失望感就会堆积，我们便开始失去希望。每个人都是这样。

要想不再重复过去的错误，我们首先需要搞清楚为什么养成了这些习惯，我们从中得到了什么。我们的行为总是为了满足某些重要的需求而产生，像安全感、多样性、重要性和关联性。如果从行为中什么也得不到，我们就肯定不再去做。所以，我们不能简单地想着去摆脱某些旧习惯，而是首先要明白这些旧习惯有什么用。只有这样，我们才能找到一种更好的方式来满足同样的需求。这就是我写这本书的初衷。

要想实现长久的改变，我们需要同时管理大脑的不同区域。根据大脑的进化发育，大脑区域主要分为 3 块，分别是爬行脑、哺乳脑和人脑。这 3 块其实只是把大脑的多个区域进行了简单分组。

爬行脑操控一些自觉的功能，像呼吸、心跳、消化等，在我们出生以前就基本就位了。哺乳脑能培养一些自动化的行为，像习惯、身体技能、记住过去发生的事情等，帮助我们适应环境存活下来。哺乳脑的主要功能是确保我们安全，通过创建不同的情绪来给大脑的其他中枢发出安全或不安全的信号。人脑是最聪明也是最后进化发展成型的部分，它能使我们感知这个世界，去学习，形成个人的性格特点，会使用语言，会抽象思考，有同理心。

这 3 个大脑中枢一起工作，能保证我们做出正确的决定，抵制诱惑，控制脾气，理解他人。但是大脑内部的这种功能划分有时也会产生问题。比如，哺乳脑总是关注安全和快乐，人脑却想要做出最好的选择，去学习、改变自我、不断成长、优化我们的生活，这往往就引起大脑内部的冲突。

在不确定或受到威胁的情况下，哺乳脑能生成一些我们讨厌的情绪，像生气、妒忌、恐惧和焦虑，目的是推动我们远离这些情况。哺乳脑觉得仅仅激发这些负面情绪好像还不够，它还会暂时"关掉"大脑的理性区域，让我们在不能理智地进行判断的情况下，做出之后会后悔的事情。换句话说，这种情况下，人脑，也就是我们大脑中能像成人一样负责任的部分被关掉了。

为了在生活中做出最好的决定，拥有最充实的人际关系，创造持久的改变，我们需要给大脑提供 3 样东西：人脑，尤其是人脑中最聪明的部分前额叶皮层（PFC）所需要的能量；哺乳脑所需要的安全感；创建强大的神经网络，也就是"大脑高速路"所需要的足够的重复次数。

此外，要想改变在决策、沟通和关系发展等方面的行为，我们还需要知道，哪些条件能保证大脑优化运转。

我把这本书分成 9 章，内容包括"自我"各个方面所涉及的神经学基础以及如何在这些方面做出行为改变。

本书第一部分讨论的是"改变自我"。其中，第一章"改变你的习惯"，讲的是为什么我们会养成一些习惯，为什么又想方设法去改变这些习惯。这一章分析了我们为什么会有一些坏习惯，我们如何用其他更好的习惯来取代这些坏习惯。如果你对改变不是很热心，这一章能帮你提升动机，放眼未来，看到你真正想达到的目标。

第二章"改变你的情绪"，主要探讨为什么我们有这些情绪，这些情绪想告诉我们什么，我们如何能改变这些情绪。情绪主要由哺乳脑生成，人脑中最聪明的部分，也就是前额叶皮层，对其起到了控制或者抑制的作用。有关我们存在的情绪成分是最难改变的，因为这是由大脑的潜意识中心生成的。要改变情绪，我们首先要明白为什么产生了这些情绪，这些情绪在"告诉"我们什么，我们的行为如何能影响它们。

第三章"改变你的性格"，分析了我们的个性形成的神经学基础，即我们如何感知世界、记忆世界以及使用这些数据来构建自己世界的内部模式。在这个过程中，每一个阶段都充满了偏差，每一个人都形成了自己与众不同的世界观。不用说，这些世界观会塑造我们的性格特点，影响我们所做的决策。因此，如果我们想在性格方面做出真正的改变，就需要接受各自世界模式中的缺陷，并向这些缺陷发起挑战。在本章末尾，基于卡罗尔·德韦克（Carol Dweck，2017）的研究成果，我将讨论固定型思维模式和成长型思维模式的特点以及这些思维模式如何影响我们做出改变的能力。

本书的第二部分"改变结果"，主要讨论如何在我们的生活中创造更好的结果。

第四章"改变你的效能"，讲述了做事必备的一些核心品质，如记忆力、注意力、意志力、优先选择权等背后的神经系统科学知识，以及我们应该如何逐步提升这些品质。当然，这一章我还会讲到为什么我们有拖延的习惯，并提出一些减少拖延的实际做法。这个话题在我的公共演讲中很受欢迎。

在第五章"改变你的脑健康"中，我讲述了我们的大脑需要一些条件，来使其感觉敏锐、状态良好，并拥有做出改变的能力。在这一章，我将和大家一起来看看大脑活动的化学基础（即大脑的化学物质，术语叫作"神经递质"），同时看看吃、喝、运动、睡觉、冥想等日常行为如何影响这些化学物质。

第六章"改变你的决策力"，主要讲述理性决策和感性决策的神经学基础。本章我将帮助读者理解什么是理性决策和感性决策，它们各自存在的问题，以及如何将两者结合起来以做出更好的决策。本章首先介绍了丹尼尔·卡内曼（Daniel Kahneman）2011 年在《思考，快与慢》（*Thinking, Fast and Slow*）一书中提出的两个系统模式：系统 1（感性、快速）和系统 2（理性、缓慢）。接下来介绍了《笛卡尔的错误》（*Descartes' Error*, 2006）一书的作者安东尼奥·达马西奥（Antonio Damasio）以及其他神经科学家的实验，研究究竟是大脑的哪些区域在理性分析和感性分析中发挥作用，并质疑这两个系统完全各自为政的观点。这一章也分析了为什么我们有时候在决策过程中卡住了，也就是出现了"分析瘫痪"，并且提供了走出困境的实际操作方法。

本书的第三部分"改变人际关系"包括 3 章内容，这 3 章内容对于理解和改变人际关系、职场关系的发展动态至关重要。

在第七章"改变你的领导力"中，我从个人和职场两方面来讨论领导力，这些观点是我在另一个很受欢迎的研讨班上逐步形成的。领导力有两种不同的类型：以任务为中心的不和谐领导风格和以关系为中心的共鸣领导风格。当我们展现其中一种领导风格的时候，我们的大脑产生了什么变化，和我们互动的其他人的大脑产生了什么变化，可以以此来判断哪一种类型的领导风格更有益。在第七章的最后，我将探讨在压力状态下我们的大脑如何反应，以及压力如何影响我们的领导风格。当然，就如何缓解我们自身的压力以及我们周围的人的压力方面，我会提供一些实用的技巧。

在第八章"改变你的人际关系"中，我们来讨论早期的童年生活如何影响将来各种关系的发展，以及如何有效地处理各种关系。大脑的哺乳脑中枢非常需要安全感，一旦我们触发了过去的某些创伤，它就要"崩溃"。要想治愈这些创伤，让哺乳脑翻过过往的篇章，就需要找到能够提供安全感和可预测性的环境和关系。当然，这首先要看我们能否找到适合我们的人。因此，第八章首先谈到了关系的第一个阶段 —— 爱情的浪漫阶段，分析了为什么我们往往会被那些给我们带来痛苦的人所吸引。接下来讲述了我们如何进入关系的第二个阶段 —— 权力斗争阶段，以及怎样做才能使我们继续发展到关系的第三个阶段 —— 拥有持久的爱情和真正的伴侣关系。

最后，我在第九章"改变你的交际"中和大家一起讨论哺乳脑主导的思维模式和人脑主导的思维模式，以及在这两种模式主导下不同的谈话类型。简单来说，当我们疲惫或者情绪上受到挑战时，就会落入哺乳脑主导的思维模式，这样我们在谈话中要么进攻要么退缩。然而，当我们休息得很好或者情绪不错的时候，我们参与到人脑主导的思维模式中，这时能产生比较有建设性的谈话类型，比如辩论（彼此分享观点和知识）和对话（彼此既分享信息也分享感受）。我也介绍了这些不同的谈话类型能在其他人身上激发出什么样的思维方式和交流技巧，并且就如果我们自己或其他人陷入哺乳脑主导的交际模式中，我们应该如何去做，提供了实用的技巧。

这本书的"结语"部分将以我的客户艾米莉为例来展示这9个话题是如何有机地结合在一起的。最终，读者应该能理解自己的行为，明白自己之前为什么卡住了，以及如何切实地做出改变。我真心希望这本书能引导着各位去了解大脑的内部机制，进而真正了解自己。我也希望书中提供的这些实用的技巧能帮助大家创造出与大脑需要相一致的持久变化——尊重自己的性格、价值观和历史。最后，我希望大家在读这本书的时候不觉得枯燥，在自我改变的旅程中，即便有时沮丧，也能少些孤独。

# 目录

# 第二部分　　　　　　　　　　　　　　　改变结果

# 第三部分　　　　　　　　　　改变人际关系

第一部分

# 改变自我

# 第一章
## 改变你的习惯

**在本章你将会学到：**

- 我们如何以及为什么培养习惯。

- 为什么很难改掉坏习惯。

- 如何激励自己改变生活的任一领域中不想要的习惯。

- 快速改掉坏习惯和慢慢改掉坏习惯哪个更好。

- 大脑需要什么来使改变持续下去。

安德鲁早上醒得很早。他一睁开眼睛，脑子里就充满了各种各样的想法，甚至还没来得及喝第一杯咖啡，他的压力水平就开始上升了。他紧张地冲了个澡，准备去上班。等他穿好衣服，他的胃口已经被一种压倒性的焦虑感破坏了，所以没吃早饭就离开了家。安德鲁跳上火车，当火车到站时，他的肚子饿得咕咕叫。于是他在咖啡店快速买了一大杯牛奶咖啡和一块蓝莓松饼，在出站的工夫很快就吃完了。

这只是安德鲁每个周一的简单写照。如果我们连续一周跟着安德鲁，就会发现他的日常习惯基本上都是这样。事实上，这几年来他一直想努力改变这些习惯。他来找我，让我帮他在工作和生活之间找到平衡，因为这些日常习惯使他焦虑、体重增加，患上了高血压和 II 型糖尿病，而且他与家人的关系受到影响，工作表现也欠佳。

现在你可能在评判安德鲁，或者暗自认为你和他其实没太大区别。不管怎么看，其实我们都是一样的——大多数时候，我们毫不费力地、无意识地养成了一些习惯，只有当我们开始面对这些习惯的负面影响时，或者当我们试图改变这些习惯时，才会意识到它们的存在。

事实上，我们的大脑之所以能养成并保持这些习惯，是为了节省能量，以确保快速做出反应。为了改变这些习惯，我们需要在大脑中建立新网络，这些新网络能生成新习惯，同时削弱产生不良习惯的现有网络。这个过程不仅需要时间，还需要大量的能量，需要前后保持一致，需要适量的重复行动。这个过程看似简单，但在实践中很难坚持，因为哺乳脑经常试图把我们拖回到过去的行为中去。

在这一章中，我将详细描述这个过程的每个阶段会发生什么以及存在哪些障碍，分享一些实用的技巧，告诉你如果在其中某个阶段卡住了，如何能继续前进。

## 爬行脑、哺乳脑和人脑

我们的大脑不是一天就发育好的，而是经过数百万年的时间才达到目前的状态，其中不同的部分在不同的时间阶段完成了进化。

1990 年，保罗·麦克里恩（Paul MacLean）提出了"三位一体的大脑"理论。他将我们大脑中最先形成的那一部分称作

"古爬行动物复合体"（简称"爬行脑"，因在目前的爬行动物大脑中也存在类似中枢而得名）。这一部分的大脑控制着我们的呼吸、消化和心跳等重要功能。

又过了若干年，在爬行脑上方形成了我们大脑的第二部分，主要负责我们的安全。这一部分被称作"古哺乳动物复合体"，简称"哺乳脑"。

哺乳脑帮助我们获得一些技能和习惯，生成自动程序以确保迅速做出反应。它支配着我们绝大多数无意识的心理过程，像走路、开车、早上煮咖啡、受到侮辱时做出反应等。

哺乳脑的主要目标是确保我们安全，不断发现潜在的危险，并促使我们保持目前的习惯，因为这些习惯迄今为止保证了我们的生存。一旦受到威胁，哺乳脑便会产生焦虑、恐惧、愤怒等我们不喜欢的情绪，引导我们远离危险，或让我们回归原来的生活方式。它负责保护我们的安全，节约我们的能量，因此在进化过程中形成并维持了非常强大的神经网络，而这些神经网络又通过不断地形成习惯来使我们的行为日益自觉。

就这样，哺乳脑强调重复，为我们最常重复的行为创造了最强大的大脑网络，构成了潜意识思维的核心中枢。所有其他哺乳动物也有类似的中枢。

如果我们想改变一些习惯，则需要使用另一个大脑区域——新皮层（或直接叫"人脑"），尤其是它最前端的前额叶皮层。这个区域占据了人的大脑最大的部分，比其他任何动物的都发达，因此被称为"人脑"。

人脑包含很多部分，每个部分又负责若干不同的功能。下一章我们会详细介绍一部分中枢，因为这些中枢决定了我们如何看待这个世界以及如何在这个世界存活。这里先来简单概括一下：额叶促成理性思考和自主运动；顶叶感知触觉、温度和味道；枕叶负责视觉；颞叶控制听觉和嗅觉。

说到改变习惯，最关键的部位位于额叶最前端，因此我们称之为前额叶皮层。前额叶皮层涉及广泛的心智能力，使我们能够在全天完成所谓的大脑执行功能，包括理性思考、排除故障、分析数据、推理、学习新知识、理性决策、拥有创造力等，基本上涵盖了理性智力的全部内容。前额叶皮层也能帮助我们决定想做出什么样的改变以及如何实现这些改变。它控制我们的意志力，帮助我们形成延迟享乐、等待长期回报并抵抗中途诱惑的能力。

大脑在工作时不同的部分消耗的能量不同，大脑在"喂养"这些部分时也有一个优先体系。爬行脑消耗的能量最少，人脑消耗的能量最多。人脑负责的功能复杂，需要涉及数千个神经元的活动，因此，需要大量的葡萄糖和氧气来"喂养"这些神经元。

为了更形象地说明大脑的这3个部分所需的不同能量，让我们用不同的机动车辆来打个比方。

爬行脑就像一辆小摩托车——它总是处于启动状态并能非

常有效地利用能量，因此大脑要为爬行脑不断地提供营养和氧气，不然我们就会"挂掉"。

哺乳脑像一辆轻型汽车，在燃油方面比小摩托车费用高，但仍然在我们醒着的大部分时间里保持活跃，控制着我们的一些自动习惯。当然，哺乳脑的部分中枢在睡眠时也依旧活跃，处理我们白天遇到的一些信息。

人脑就像一架飞机，它需要大量的营养物质和氧气，因此只有在满足以下两个条件时才会活动：一是当我们执行需要这些功能的任务时；二是大脑供养了其他两个部分以后依然有足够的"燃料"剩余。这意味着，在一天的尽头，当我们感觉到疲劳，尤其感受到压力时，人脑特别是前额叶皮层这种最复杂的部分便不能获得足够的能量来实现它的最佳功能。正是由于这个原因，我们会恢复到由哺乳脑控制的旧习惯，这样能更加节省能量。

要想开始培养新习惯，最好别等到一天结束的时候，因为在那个时候我们的意志力（也受到前额叶皮层支配）最弱。这种现象叫作自我耗竭。在一天结束时，意志力和前额叶皮层的其他重要品质受到损害，此时大脑几乎没有多少剩余能量，前额叶皮层也需要休息，因此，我们更容易屈服于诱惑或倾向于选择最容易的那条路去走。用一种新的方式来做事需要我们利用大脑里更发达的中枢，这就需要更多的能量，所以要想养成新习惯，第一条规则便是要么在早上开始，要么在休息后立即开始。

# 为什么坏习惯也有好处

随着时间的推移，我们养成的每一个习惯都能满足某些需求。"坏习惯"同样如此。我们要满足很多不同的需求，有些是生理上的，比如饥饿、口渴、性欲等；有些则是心理上的，比如安全／稳定、多样／新奇、联系／爱、意义／价值、成长／学习和为他人做贡献。为了满足这些需求，我们的行为、思想和情感模式也就发展起来了。

让我们再来看看安德鲁。他最讨厌的习惯是吃太多含糖的零食，但这却满足了他许多生理和心理上的需求。早上，他很饿，吃个松饼可以缓解他的饥饿感。而且由于缺乏睡眠，他经常在早上起来仍然感觉很累，所以吃点儿甜食，尤其再配上一杯浓咖啡，能给他补充能量，带来短暂的清醒。此外，甜食可以帮助他暂时缓解一直以来的焦虑，给他一种短暂的安全感、宁静感。

安德鲁最亲密的几个同事也有类似的生活方式，他们通常在下午一起喝杯咖啡，再配上一份糕点，这样也同时满足了他和朋友交往的需求。

正如我们所看到的，改变长期存在的习惯往往很棘手，因为它们确实以相当有效的方式在帮助我们满足一些非常重要的需求。比如，吃糕点这样一件简单的事就能让安德鲁满足饱腹、清醒、安全、与人交往等需求。如果安德鲁想要停止吃糕点，他首先需要找到更好的方法来满足这些需求。

此外，习惯遵循着所谓的习惯回路，其中包含一个诱因（也称为暗示），这个诱因可以是某一个地点、时间、人物、事先的行动以及某种身体或情感状态。在安德鲁这个例子中，诱因是某个地点：火车站的咖啡店或者安德鲁所在公司的餐厅。接下来是某个特定的惯常行为：吃糕点。

最后很重要的是即时的奖赏，也就是满足刚才提到的那些特定的需求，比如减少饥饿感，获得能量提升。要想改变习惯，我们需要保持同样的诱因和奖赏，但需要用其他行为来取代吃甜食，以便满足同样的这些需求。例如，为了减少饥饿感并获得能量提升（同样的奖赏），安德鲁可以在车站咖啡店（同样的诱因）吃早餐的时候，吃条谷物能量棒或者喝杯健康的果汁（新行为）。

如果我们想要改变坏习惯，首先需要选定一个好习惯，如实列出这个习惯能满足哪些需求，有没有什么其他办法来满足这些需求。这些坏习惯对满足我们的某些需求是至关重要的，如果我们不能提供一个强有力的替代方案，那么一旦我们的意志力减弱了，就很有可能又恢复之前的坏习惯。这就是为什么仅仅改变一些坏习惯却起不到任何作用。

## 大脑感受到的快乐和痛苦可以被改变

我们自然而然地容易被给我们带来快乐的事情所吸引，并尽量避开让我们痛苦的事情。这要归因于哺乳脑深处的奖赏中枢和痛苦中枢。奖赏中枢能分泌一种叫作多巴胺的神经递质，由大脑的伏隔核（NAcc）区域产生，能让人充满快乐和动力。大脑的其他中枢，如负责理性思考的前额叶皮层、负责记忆的海马体和负责情绪的杏仁核，也都与伏隔核相连。它们一起给出的判断能增加或者减少我们的快乐感。

想象一下，你正在享用一顿美味的晚餐，你体内的多巴胺分子会"挠"你的伏隔核，让你沉浸在佛罗伦萨牛排的美味当中。突然，你接到一个电话，说你家里有人生病了，或者你的老板打电话给你，说你正在做的项目出了问题……现在你的晚餐会是什么样子呢？前额叶皮层从海马体记忆库中提取一些事实，触发杏仁核中的相关情绪，这样就能帮你计算出来这条信息对你的影响。不管你刚才有多么享受，现在，焦虑、恐惧、压力和震惊会完全把这种享受阻挡在外。

相反的情况也可能发生。前额叶皮层的积极预期也可以提升愉悦感。想象一下，你在一个米其林星级餐厅。你期盼这一天好久了！这一天终于到了！看看这是什么？穿着白色燕尾服的服务生端来了一个大大的盘子，上面有一小团一小团的红色糊状物。你不知道这是什么食物，但是你用勺子尖儿挑了一点儿尝了尝，你心中期待的只有十足的美味。这道菜确实很美味，一个原因是各种味道的巧妙组合，另一个原因是你的前额叶皮层有这种美好的期待，这就更加放大了你的愉悦感。

情感方面的痛苦中枢和恐惧中枢是另一回事。负责这种情感的主要区域是杏仁核，它能记录下来过去所有可能给你造成伤害的事情。但是，杏仁核是哺乳脑的一部分，相对来说比较原始，往往只看重眼前的情况，而不是长期的影响。负责产生愉悦感的大脑奖赏中枢，即伏隔核和腹侧被盖区（VTA），也是如此。

例如，今天的下午茶你可能喝了咖啡，吃了一份美味的奶油糕点，位于大脑奖赏中枢的多巴胺会给你一个大大的刺激，让你很高兴，很想再来一份。几个小时后，你可能会感觉迟钝，难以专注于手头的工作，但哺乳脑的中枢可能没有把这和你之前喝的咖啡、吃的甜食联系起来。

作为一种日常习惯，长此以往可能会导致体重增加、效能下降、患上 II 型糖尿病，由此可能会失去脚趾，造成大脑或身体部位发炎，以及其他种种令人不快的、威胁健康的后果。

听起来不太好，是吧？但是你的哺乳脑会考虑这些吗？当然不会！这就是为什么我们需要有强大的负责理性的前额叶皮层。

首先，我们必须列出一份改变习惯的好处清单，越多越好，再列一份不改变习惯会给现在和将来带来负面影响的清单。现在，我们理想的改变是用更健康的选择来取代含糖零食。为了提高改变的动机，我们需要写下新习惯的 50 个好处，再写下维持原状的 50 个坏处。

要想找出新旧习惯的诸多优点和缺点，就要从生活中的 8 个主要方面入手，即工作、家庭、浪漫关系、社交生活、爱好、身体健康、心理健康、个人成长或精神实践。

现在一个接一个地过一遍这些方面，尽可能多地找出新行为的好处和旧行为的坏处。最好取一张 A4 纸，在中间画一条竖线，再画三条等距的横线，这样就把纸分成 8 个相等的方块，给每个方块贴上标签，分别代表生活的 8 个方面。

在每个方块的左边画一个"＋"，写下你能想到的用更健康的选择取代含糖零食的好处。例如，在工作方面，减少糖量摄入意味着：（1）更加专注于工作；（2）吃零食的时间少了；（3）穿着职业装看起来更精干；（4）面对新客户时对自己的外表更加自信；（5）也许偏头痛的症状减轻了；（6）脑雾的症状减轻了。

在每个方块的右侧画一个"－"，写下每天上班时吃两三次含糖零食的所有坏处：（1）一段时间后会感觉迟钝，然后就会喝太多咖啡，造成紧张不安，很难集中精力完成任务；（2）不停地想着吃更多的含糖零食，注意力不在工作上；（3）体重增加，因此需要花很多钱买更大号的职业装；（4）因为饮食习惯不健康，在同事面前感到有点儿尴尬；（5）不吃正餐，有时会引发偏头痛；（6）感觉会对总体工作效率产生负面影响，会经常拖延。

如果其他 7 个方块也这样去做，最终就能得到大约 50 个好处和 50 个坏处。在本章小结中，你还可以在安德鲁提出的改变习惯清单中找到更多的例子。

换句话说，我们需要对哺乳脑中的快乐中枢和痛苦中枢进行再培训，了解从长远来看习惯到底能给我们带来什么，是能把我们带到想去的地方，还是会妨碍我们。要知道，哺乳脑不会记住习惯和后果的联系，只会寻求即时的满足，因此最好将这些清单放在显眼的地方，时不时地提醒哺乳脑这些习惯可能带来的长期后果。

另一种选择是建立更好的长期奖励，使你摆脱眼前的诱惑，或者让短期奖励更难获取。1989 年，斯坦福大学的米切尔（Michel）等人进行了一项棉花糖实验。一群 4 岁的孩子坐在一个房间里，每个人面前的桌子上放着一颗棉花糖。他们被告知，如果他们能在研究人员回来之前坚决不吃这颗棉花糖，他们就能得到两颗棉花糖。

毫不奇怪，许多 4 岁的孩子迫不及待地选择了面前的一颗棉花糖，而不是之后的两颗。然而，也有一些孩子成功地抵制住了诱惑，得到了更大的奖励。研究人员继续跟踪这些孩子，发现成功抵制诱惑的那些孩子在学校的成绩更好，最终找的工作也更好，薪水也高得多。

这个实验告诉了我们什么？有些人很容易冲动，倾向于短期的满足而不是长期的收益。这些人可能对未来也有美好的设想，但面对吃甜食、网上购物和轻松访问社交媒体的诱惑时，未来的梦想就被暂时搁置一边，在决策过程中几乎起不了什么作用。如果你是这些人中的一员，就要让一些快速的奖励更难获取，比如取消亚马逊会员服务；把手机放在抽屉或另一个房间里；取消信用卡，开一个自动转账的储蓄账户；扔掉家里所有的垃圾食品。

但是，无论我们在控制冲动方面有多么出色，缺乏明确的长期目标仍然会让我们在短期诱惑中迷失方向。如果你特别容易产生冲动行为，更要清楚地知道你对自己 5 年或 10 年后的生活有什么样的预期。你想做什么？你想要看起来怎么样，感觉怎么样？你想挣多少钱，储蓄账户里存多少钱？你想拥有什么样的关系或家庭？你想拥有什么样的经历，想与谁分享这些经历？我们越能生动地想象我们试图建立的未来，就越能刺激我们的奖励中枢，也就越容易改掉妨碍我们的习惯。

## 一周只建立一个新习惯，让大脑感到安全

虽然我们在下一章才讨论情绪的重要性和意义，但这里我们不妨先看一看。想象一下，你的老板刚刚对你很不公平，你很生气；或是你看到你的女朋友和一个帅哥在一起，突然产生了一种强烈的嫉妒感；再或者是你正在等一个重要的工作面试，非常紧张，呼吸困难，觉得房间里的每个人都能听到你怦怦的心跳声。你有过类似的经历吗？如果有的话，在那种情况下你

说了什么或者做了什么让你事后很后悔的事情吗？如果你和我们大多数人一样，答案是肯定的。没关系，这意味着你的大脑正在正常运转。

你要知道，杏仁核中的神经元与前额叶皮层中的神经元相连。当杏仁核被真实的或假想的危险所激活时，它可以暂时"关闭"前额叶皮层中称为腹内侧前额叶皮层（vmPFC）的部分，这样的话，从现实意义上来说，想在那一刻做出合理的决定是不可能的。

这种现象称为杏仁核劫持，通常持续 20—30 分钟，但最激烈的阶段一般只持续几分钟。但是糟糕的是，在这种情况下，我们意识不到自己已经失去了秩序，因为我们需要前额叶皮层给我们提供想法，但它却在那一刻暂时妥协了。

所以，当我们想改变生活中的任何事情时，要尽可能避免造成杏仁核劫持。写日记、冥想、体育锻炼、与让你感到放松的人相处、拥抱宠物、拥抱爱人，这些行为都能减少杏仁核中残留的背景活动，从而避免形成过激的情绪。

因此，如果我们想成功地改变习惯，就要让哺乳脑感到安全，可以通过安抚杏仁核、一点点地去改变、保持熟悉感等来做到这一点。并且，最好一次只改变一件事。事实上，杏仁核最不喜欢的就是用一大堆新年计划来设想一系列雄心勃勃的巨大改变。我们最好是问问自己：

◆ 这个月我想改变的一件事是什么?

◆ 这一周我能为这个改变做些什么?

◆ 这一周我能迈出的一小步是什么?

举个例子,如果我想在这个月优先整理我的财务,我可能会在第一周查看我的银行对账单。第二周,我要看看哪些卡的利率最高,相应地重新调整信用卡。第三周,我可能会安排与财务顾问见一面。最后一周,我可能会让银行给我开通自动储蓄,每月存上我工资的 10%。这样前额叶皮层就不会因为要处理的任务太多而不知所措,杏仁核每周只做一件事,也不会感觉到危险。

## 创建并增强新的神经网络来促成新习惯

实际上我们是如何做出改变的呢?你大脑中的每一项技能、思想、情感和性格特征都以神经网络的形式进行编码。神经网络是大脑不同区域的一组神经元,它们相互连接,并通过叫作神经脉冲的小电流进行"沟通"。没错,你的每个想法都是由你大脑中的小电流产生的。

不同的神经网络会产生不同的想法,我们频繁使用的那些网络会随着时间的推移变得越来越强大。同样,我们不经常使用的网络会随着时间的推移变得越来越弱,最后可能会完全消失。

这就是遗忘产生的方式——存储记忆或技能的网络变弱了，我们就无法重建原来的信息。这种现象被称为活动依赖的可塑性。这就是为什么人们经常把大脑比作肌肉，两者都是要多活动，不活动就会逐渐消失。当然，训练肌肉的机制和培育发达的大脑网络的机制完全不同，但是训练两者的主要原则是相似的。

因此，我们只需要创建新的神经网络或加强现有的神经网络即可，让它们变得非常强大，习惯就自动养成了。那么，如何创建新的网络呢？当我们30多岁、40多岁、50多岁甚至八九十岁的时候，我们还能创建新的网络吗？答案既肯定又否定。

从本质上说，神经是灵活的、具有可塑性的——围绕我们的新信息越多，大脑的可塑性就越强。然而，如果我们每天都做同样的事情，我们的大脑就会"生锈"，可能需要一些训练才能回到学习模式。不管怎么说，什么时候开始都不晚，我们的大脑永远都有改变的能力，每经历一次改变可塑性就会变得更强。

学习是一个非常昂贵的过程，需要大量的大脑资源、能量和时间，因此，只有当真正需要的时候，我们才会去开发新的神经网络。养成新习惯需要多长时间？这可不好说。这取决于你要学习的技能、经验以及你做这件事的频率。

首先，不同的技能需要不同数量的神经网络。如果变化很复杂，比如开始一份全新的工作，那就需要数千个新网络。其次，如果你以前做过一些事情，网络可能仍然存在，只是由于不经常用而减弱了，那么你只要去强化即可，这就比从头开始的成本低多了。就好比把你原来在学校学的法语再强化强化，而不是开始学一门完全陌生的外语。最后，你使用技能的频率越高，你构建技能的速度就越快。

学习刚开始时，有一种暂时的可塑性，如果不去重复，这种可塑性就会减弱。然而，如果第二天就去重复或者一天重复多次，这种暂时的可塑性最终会使网络得到长期强化，技能就会变得更加自动。

因此，我们开始一个新活动的时候，要做好思想准备，要知道至少需要一两个月才能出现自觉行为。我们要鼓励自己去保持这种新习惯，因为我们都清楚，当进展不顺利时，放弃并回到熟悉的老习惯往往更容易做到。

## 小结

让我们回到安德鲁。如果他想改变自己，他首先需要选定一个领域和一个习惯。比如说，他想从早上吃得更健康开始。让我们看看他每天早上的现状——一早醒来，在工作手机上查看电子邮件和信息，感到压力很大，赶紧去冲个澡，穿好衣服，然后去上班。这就是他充满压力的一个早上。

想象一下，如果安德鲁把工作手机留在办公室，也没有把工作电子邮件同步到个人手机，这就会在工作和家庭之间划出一定的界限。一旦他早上醒来，先来一顿富含蛋白质的早餐，吃炒鸡蛋或者煮鸡蛋，喝一杯绿茶，慢慢地就有了精神。

就他个人来说，最好先吃早饭再冲澡，因为他往往在冲澡的时候开始考虑工作上的事，自然就会越来越焦虑，完全没有了食欲，急着去上班。相反，如果他早餐后再冲澡，这些食物会触发副交感神经系统（主要负责休息和消化），对压力反应起到镇静的作用，他就不会像过去那样焦虑了。他穿好衣服，然后坐火车去伦敦市中心。

一旦安德鲁到达火车站，就可以越过咖啡店，直接去公司喝咖啡。或者如果他真的想养成一个元气满满地开工的习惯，也可以买上一杯黑咖啡和一个苹果。安德鲁会拒绝养成这个新习惯吗？答案几乎是肯定的，因为也许对他来说，最困难的部分是把手机留在办公室。

因此，在开始实施这一改变之前，他需要坐下来，列出把手机留在办公室对现在和将来有什么好处。他需要清楚地知道这个新习惯将如何改善他生活的各个方面：身体健康、心理健康、工作表现、职业发展、兴趣爱好、财务状况、家庭关系、社会生活，甚至和妻子的亲密关系。

在这个阶段，先不同时考虑好处与坏处，不然可能会让他陷入困境。我们先只看这种新习惯能带来什么好处。并且，一次只选择一个新习惯，因为我们希望大脑与特定的行为能建立积极的联系，如果新习惯太多就会让大脑不知所措了。举个例子，我们都知道，要吃得更健康，但这句话对大脑意义不大。然而，如果我们说一周3次用浆果香蕉麦片粥来代替巧克力牛角包，这对大脑来说就很具体，完全可以去执行。

安德鲁列出了一大串将工作手机留在办公室的好处。

（1）**家庭。** 我晚上在家不再工作，这样有更多的时间与妻子和孩子们在一起。我也许可以给他们做一顿美餐。帮助8岁的女儿学习西班牙语，带她去编程俱乐部或游泳班，逐步恢复我们的关系。也会有更多的时间和5岁的儿子一起玩。

（2）**身体健康。** 我会多走动走动，甚至可能有时间做一些运动，或者从火车站回家时多走一个街区。我不再那么焦虑了，所以可能不需要吃太多甜食来让自己平静下来。周末我也会有更多的时间和孩子们一起运动。

（3）**心理健康。** 终于能减轻焦虑和压力了，这也可能有助于预防我的抑郁症发作。大脑将有足够的时间来恢复、补充营养物质和神经递质，思维会更敏锐（我们在接下来的几章里会讨论这一点）。

（4）**工作表现和职业发展。** 如果我把工作和休息分开，就能有一些时间恢复体力和脑力，第二天会感觉更精神。并且，一晚上不处理工作我可能还会想它，会期待着去上班。此外，时间充裕的情况下，我可能会提出更好的解决方案和更具创意的做法。考虑到前额叶皮层得到了很好的恢复，我的工作表现也会立即得到改善。第二天我的心情也会不错，同事们会发现和我在一起有更多的乐趣。最重要的是，我能有多余的精力去关注团队成员的需求，当一个更好的领导。

（5）财务状况。我在工作中表现得好了，就会得到更多的奖金。此外，我也有时间来打理我的财务状况，做好理财投资。我会更在行，不会产生大额信用卡费用或其他不必要的开支。还有，在比较放松、不那么焦虑的情况下，我就会很少去冲动地网购一些小玩意儿，而是认真去考虑确实需要购买的东西。

（6）社交生活。我终于有时间和老朋友见面了。我会在他们面前感到更放松，不再频繁地查看手机，我知道有的朋友觉得这很不尊重他们。我会经常和他们见面，一起多待一会儿。随着人际关系的改善，我能更自在地和朋友谈谈我的问题，可能会觉得不那么被孤立了。

（7）兴趣爱好。我终于有时间去看电影、打壁球、跟着烹饪食谱学做菜了。说真的，我巴不得现在马上开始！我过去对工作投入太多，不允许自己把时间花在曾经真正喜欢的事情上。

（8）与妻子在情感和身体上的亲密关系。我将有更多的时间和妻子待在一起。我会多听她说，少去关注工作邮件和工作中有待解决的问题。我会给她更多的关注：做饭、买花，弄清楚她的喜好，在她生日和圣诞节的时候送她礼物，给她惊喜，或者不过节也买些小礼物给她。我将会更注重自己的外表，知道生活中不仅仅有工作，这样我妻子可能会发现我更有魅力了。

当然，我们可以继续往下写。你能想出的好处越多，能建立的积极联系就越强，这样就能在你大脑的奖赏系统中分泌更多的多巴胺，自然会促使你积极地做出改变。

好了，安德鲁现在已经意识到，只需将工作手机留在办公室，他就可以在晚上和早上给自己创造一些空间。然后他列出了一串这样做的好处。现在，他必须搞清楚，不断地查看工作手机是在满足哪些需求，为什么要这样做。

一周以来，安德鲁一直在记录他下班后查看工作手机的情况。他在干什么？他感觉怎么样？之前发生了什么？他和谁在一起？之后他需要做什么？通过书面梳理，他发现查看工作手机的主要诱因是情绪，具体来说就是焦虑。因此，新的习惯能给他的回报是改变情绪状态，或者分散焦虑。

接下来，他与教练一起确定哪些事情可以帮助他减轻焦虑。对他来说，做呼吸练习、听顶空（Headspace）冥想、写日记，效果看起来都很好，所以他找到了一些新的方法来满足需求。在这个阶段，他还是把工作手机带回家，但每次想查看手机时，他都要先做 5 分钟的呼吸练习。有意思的是，大多数情况下，5 分钟的呼吸练习后，查看手机的需要就大大减少了。

然后，安德鲁决定迈出他的第一小步——每周有一天（周一）把工作手机留在办公室。为了得到一些支持，他去找部门经理谈了他的焦虑问题，告诉经理他正在教练指导下学着减少焦虑。当然，部门经理告诉他，他不用把手机带回家，只要在工作时间能找到他就可以。他还告诉安德鲁，他自己提前1小时上班，在办公室还没忙起来之前去回复重要的电子邮件，以免受到员工的干扰。

安德鲁喜欢这个主意，他决定周一晚上把手机留在办公室，周二早上8点而不是9点去上班，这样他就不必担心自己白天没有足够的时间来回复工作邮件了。成功做到了3次以后，安德鲁给自己买了双新鞋作为奖励。他这一段时间一直想买一双新鞋，但又没找到合适的理由。

最后一步是制订长期计划并获得长期支持。嗯，安德鲁已经处理好了——他已经告诉了他的老板和妻子，他们都表示理解和支持。此外，他每周去上一次辅导课，和教练分享他碰到的所有障碍，并随时随地解决掉这些障碍。一个长期的奖励在等着他——如果他能坚持3个月，他将和妻子、孩子一起去意大利的托斯卡纳度假。

要改变习惯，我们需要经历以下几个阶段：

（1）为了实现改变，我们需要管理前额叶皮层的能量水平，因为前额叶皮层很容易疲劳和超负荷。我们可以通过减少精神负担、优先处理任务、把新行为放在早上或休息后来做等方法去实现这一目标。

（2）为了提高积极性，我们需要激活大脑的奖赏中枢。列一份清单，写下这个新习惯现在和将来能给生活的各个方面带来的好处（越具体越好，一定要包括那些对你最有意义的主题）。

（3）我们不能轻易摆脱坏习惯，因为它们满足了大脑的某些重要需求。首先，我们需要确定这一习惯满足了哪些特定需求，然后用能满足完全相同需求的习惯来取代它。

（4）杏仁核是哺乳脑中古老的情感中枢，它讨厌新奇事物，如果变化太多太快，就很容易受到惊吓。当我们紧张、害怕的时候，杏仁核会产生高度的焦虑、愤怒和其他让人讨厌的情绪，甚至会暂时阻断前额叶皮层，导致我们做出一些事后常常后悔的冲动行为。一些安抚杏仁核的活动，如散步、冥想或与心爱的人共度时光，可以减少我们的焦虑，降低杏仁核劫持的风险。

（5）要养成新习惯，需要建立新的大脑网络并强化它们。不幸的是，这需要很多时间、精力和多次重复。只有经常使用这些新网络，大脑才会记住它们（这就是为什么它被称作活动依赖的可塑性）。因此，与偶尔大量使用相比，少量却经常使用是创造新习惯更为有效的一种方式。在培养新习惯时，为了能坚持至少两个月，我们必须制定一个策略，比如有社会责任感、写日记、获得长期奖励、在需要时有人支持等。

# 第二章
# 改变你的情绪

**在本章你将会学到：**

- 情绪的 8 种主要类型及其作用。

- 大脑中产生情绪的地方。

- 当我们被愤怒、焦虑或悲伤打败时，大脑会发生什么，
  会如何改变我们的认知能力。

- 当我们不知所措时，都有哪些实用技巧可以安抚大脑。

- 用理性思维挑战情绪模式的几种方法。

　　情绪因素对我们的健康和个人成就感至关重要，焦虑、压力和恐惧这些负面情绪甚至能破坏我们最好的经历。我们知道，无论我们认为自己多么理性，我们的日常选择和生活选择，从吃什么到和谁约会再到做什么工作，在很大程度上都还是会受到情绪的影响。

　　情绪携带着关于内部环境和外部环境有价值的信息。然而，情绪却是我们很少谈论的话题，我们也不太了解它。正面肯定的那些做法教给我们如何用积极的思想来抑制不愉快的情绪，给自己打打气，结果却往往事与愿违。糟糕的是，"积极的思考"使我们更不愿意去关注我们对事件的真实感受，结果经常做出错误的决定，失去真正的快乐，甚至变得沮丧。

　　在这一章，我将给大家解释情绪的本质和重要性，当你经历某些情绪时，大脑中会发生什么，以及如何让情绪引导你做出最佳选择。此外，你将了解到为什么在压力和焦虑等强烈情绪影响下我们会做出错误的判断，以及如何更好地处理这些情况。到本章结束时，你将能够理解对做出正确决策至关重要的一些情绪信息，并获得帮助自己调节情绪模式的实用做法。

## 想改变，先理解情绪是漫长进化的产物

让我们一起回到 1 万年前，去参观这一切开始的地方——非洲大草原。人类过着以狩猎、采集为生的群居生活，目标很明确：要让个体和人类物种都存活下来。当时的环境非常恶劣——没有冰箱，没有电视，没有智能手机，没有食品外卖（想象一下）。

人类与许多其他哺乳动物没有什么不同，他们为了生存也要捕猎或采集。他们还要避免被其他物种猎杀，这需要大脑和身体能非常敏捷地对环境做出反应。稍微一分心或者过于乐观，可能就不是把午饭带回家，而是成了别人的午饭。我们大脑中的哪些功能确保我们活到了今天呢？

为了生存，我们需要一个真正快速的检测系统，不仅要提醒我们注意危险，还要改变身体的生理机能，以便对危险做出适当的反应（通常是逃跑或斗争——做出逃跑或斗争反应）。这就是我们哺乳脑的边缘系统能派上用场的方式——杏仁核要能随时随地检测到威胁，随后做出自动习惯反应来确保我们的生存。

哺乳脑中枢产生的人类情绪帮助我们对环境做出快速判断，从而增加我们的生存机会。即使我们的生存环境已经进化了，

大脑的情绪中枢却没有改变。为了理解我们行为模式背后的情绪含义，我们必须考虑到它们在进化中发挥的作用。

人类所有的情绪可以分为 8 类：悲伤、愤怒、内疚与羞耻、厌恶、恐惧、惊讶、兴奋与喜悦、爱与信任。每种不同的情绪都有不同的目的和与之相关的特定触发因素。触发之后随之而来的是生理上的身体反应，产生有助于个体和 / 或物种生存的行为。然而，由于我们的生存环境发生了巨大的改变，许多诱因都变得不再真实，我们所做的一些行为反应（比如悲伤时吃巧克力饼干）并不一定会增加我们生存的可能性。因此，当我们观察每种情绪时，我们将讨论哪些反应对我们有益，哪些则适得其反。

诱因→情绪→生理变化→行为→个体和 / 或物种生存

## 人类的 8 种情绪和作用

### 1. 悲伤

悲伤是一种被动的情绪，是对不利于你的情况做出的反应。你爱的人离开你了，你得了病却束手无策，或者讨厌目前的工作却无力改变，这些都可以使你感到悲伤。一旦感到悲伤，就会有某种程度的失控。流向肌肉的血液少了，容易产生虚弱感和想要放弃的感觉。这种无力感可以是真实的，也可以是感知到的，因为哺乳脑中枢并不知道这种差异。

当我们悲伤、难过的时候，可能会采取一些行为来逃避这种不愉快的感觉——吃巧克力、在油管（YouTube）上看搞笑视频、喝酒、沉浸在某种运动或工作中，这叫作逃避现实。当然，在某些情况下，我们需要以逃避现实来调节情绪的强度，给身体一个自我恢复和补充能量的机会。然而，如果我们经常出现逃避现实的行为，就会导致上瘾。要是我们想要逃离的想法越来越强烈，那就需要更能让我们分心的事物，但这会导致我们更加上瘾，可能更难摆脱了。

稍后我将讨论如何处理这些问题。让我们回到悲伤这个话题。当我们感到悲伤时，什么样的反应会有用呢？当然，这要视具体情况而定。就拿露西来说吧，她讨厌她的工作。每个星期一，她去上班，还没到办公室她就已经感到非常难过了。如果她的工作环境是这种悲伤情绪的导火索，那么让我们看看到底是什么造成了这种无助感。我喜欢和找我来做职业指导的那些客户一起做衡量职业价值观的练习。具体做法是，写出你理想工作的 8 个主要判断标准。这时候不要拘泥于具体的工作角色，而是去想象一下，什么能让你在工作中感到快乐。露西列出了以下清单：

◆ 重要性 —— 工作能得到认可。

◆ 自主性 —— 能自由做出决策。

◆ 工作时间和地点自由 —— 工作时间灵活，有时可以在家办公。

◆ 指导他人 —— 能帮助他人成长。

◆ 经济方面 —— 年收入 5 万—6 万英镑。

◆ 贡献度 —— 对世界产生积极影响。

◆ 团队精神 —— 归属于一个能互相支持的团队。

◆ 赋予领导能力 —— 拥有一位信任我让我放手去干的导师。

然后我让露西就这些方面给她目前的工作打分（1—10 分，1 分为非常不好，10 分为非常棒）。露西想了一会儿，得出了这样的打分结果：

◆ 重要性 ——9 分

◆ 自主性 ——8 分

◆ 工作时间和地点自由 ——9 分

◆ 指导他人 ——4 分

◆ 经济方面 ——10 分

◆ 贡献度 ——3 分

◆ 团队精神 ——3 分

◆ 赋予领导能力 ——2 分

好了，现在我们有了一个清晰的画面：露西是一个非常重要的人，在公司地位不错。她薪水很高，有很多自由和自主权。然而，她缺乏与别人的沟通，感觉自己与团队的其他成员没有很好地融为一体。她很少见到部门经理，大部分时间都待在电脑前。此外，露西怀疑她的工作是否对社会做出了某些有价值的贡献。

她之所以感到悲伤，是因为没有成就感，但她从工作中得到了很多积极的东西，她不想放弃这份工作，可又不知道如何调整自己的处境。她感到无能为力，这种情况下她就会想吃甜食、浏览社交媒体。这不仅不能帮助改善她的处境，反而会影响她的幸福感和工作表现，导致她停滞不前。

怎么样能帮助露西摆脱困境呢？她可以读几本关于职业改变的书，也可以加入一个有着相同经历的人组建的俱乐部。此外，她还可以找个教练帮助她摆脱困境。她还可以评估一下自己有哪些可转移的职业技能，试试换个行业来工作，或者找机会在同一家公司内部换个部门，以寻找她目前角色中所缺少的一些东西。露西可以做的选择还有很多。

然而，悲伤麻痹了我们的思维（我将在后面讨论思维机制），导致我们陷入无所作为的状态，尤其是当我们所处的位置和我们想要达到的位置之间的差距似乎很大的时候。

## 2. 愤怒

第二种情绪是愤怒。与悲伤相反，愤怒是一种积极的情绪，是对真实或感知到的危险做出的反应。愤怒给我们四肢的肌肉输送富含氧气的血液，使我们心跳加速，帮助我们随时准备逃离不友善的处境，或是在逆境中找到出路。

和悲伤一样，通常也有明确的诱因来引起愤怒的反应，诱因反复出现会使愤怒变得更强烈。愤怒的诱因首先是个体的，通常在生命早期就被设定，这取决于我们的童年和成长环境，其中对我们或我们关心的人造成伤害的情况可能是常见的诱因。另一类诱因是社会性的——受到不公平对待、受到误解或忽视、遭到过度批评、没有得到足够的关注、在人际关系中没有充分满足需求，都经常让人感到愤怒。

有意思的是，同样的情况对一些人来说会引起愤怒，而对另一些人来说则会引起悲伤。让我们再想象一下前面提到的露西。如果她对自己的处境产生稍微不同的看法，可能就会意识到她应该得到部门经理更多的支持，因此，部门经理没有给她回复电子邮件会让她很生气。

个人气质、童年经历及以后发展起来的感知控制能力可能会影响一个人对同一种情况感到愤怒还是悲伤。还有一种因素是感知到的原因（我们就某件事是该责怪自己还是责怪别人），这就需要介绍一下该因素引起的下一种情绪——内疚与羞耻。

## 3. 内疚与羞耻

内疚与羞耻是一种社会情绪，表明你的行为或存在方式不符合社会的需要。内疚感通常由那些我们做过但认为不应该做的事情或者我们没做但认为应该做的事情而引发。从人类进化的角度来看，这种情绪表明你在部落中没有发挥应有的作用，你的行为可能危及了群体的凝聚力。这是一种反馈机制，它能把行为引回到对群体有益的轨道上。

但在现代，内疚的主要诱因是"应该"——我们认为应该满足他人期望或社会期望的内在指导原则。一旦产生了这种情绪，我们就有必要好好审视一下自己的想法了。列出你能想到的所有"应该"的详细清单，可以是生活中的很多方面，比如地位、工作、身体、健康——任何你觉得自己做得不好的地方。

我问露西她有哪些觉得"应该"做的事情，她列出了这张清单：

◆ 我应该在伦敦有套房子。

◆ 我应该赚 6 位数的薪水。

◆ 我应该结婚，拥有一段永久的美妙关系。

◆ 我应该有孩子，做一个尽职的妈妈。

◆ 我应该每天去健身。

◆ 我应该不生气。

◆ 我应该有很多朋友，经常和他们一起出去。

◆ 我应该自己做饭。

◆ 我应该苗条、健康。

◆ 我应该戒掉垃圾食品。

◆ 我应该少喝咖啡。

◆ 我应该早点起床冥想或者跑步。

◆ 我应该保持公寓整洁。

◆ 我应该多给家人打电话。

◆ 我应该多旅行。

◆ 我应该多帮助他人。

◆ 我应该在晚上放松一下。

◆ 我应该对男朋友更好一点儿。

◆ 我应该对男朋友少些要求。

◆ 我应该多攒钱。

就像这样写下你觉得"应该"做的事情，越多越好。现在，我们来看看露西的清单，发现这里面有很多不切实际的期望。一部分"应该"清单告诉露西要专注于人际关系，要有孩子，做一个尽职的母亲；而另外一些"应该"清单则希望她专注于事业，赚大钱，在伦敦买房子。这样看来，露西在难以达到这些标准而不断经历"失败"时感到无能为力是很正常的反应。

为了解决这个问题，我们首先看看这些信念来自何处，它们对当前的露西是否真的很重要。从童年起，我们就从父母和权威人物那里积累了很多"应该"，将他们的价值观和声音内化到我们自己的思维当中（我们将在关于性格的那一章更详细地讨论价值观）。然而，我们可以利用理性的前额叶皮层来向这些"应该"发起挑战，并提出以下问题：

（1）我清单上的这些"应该"因谁而起？（仔细阅读清单上的每一条，写下向你灌输这些想法的人是谁，他们要么是给你提出了建议，要么是为你树立了榜样。）

（2）在1—10分的范围内，这些"应该"在我人生目前的这个阶段对我个人来说有多重要？

（3）我如果遵循了其中某一条"应该"会有什么弊端？

第三个问题是让我们仔细思考一下人生平衡和现实期望之间的关系。鉴于我们的时间、精力和其他资源都有限，我们必须优先考虑如何分配它们。当我们专注于生活的某一个方面时，就忽略了其他方面。

必须进行下去的生活本身要求我们及时做出有意识的选择，知道在特定时刻对我们来说真正重要的东西是什么，相应地将注意力转移到这上面。以这种方式来看待你的"应该"清单，什么是可能的，什么是不可能的，立马就变得客观了。这样就可以消除你的自责和羞耻感。

需要注意的是，内疚是一种针对特定作为或不作为而产生的情绪，而羞耻则是针对本质上错误的对象而产生的。有羞耻感说明一个人在应该成为什么样的人和真正成为什么样的人之

间存在着巨大的差距。当然，要想摆脱羞耻感不容易，这可能
与童年创伤有关，我们将在第八章"改变你的人际关系"中详
细地讨论这一点。

## 4. 厌恶

第四种情绪是厌恶。在进化的过程中，它使我们远离了那
些不适合吃的东西或者那些可能携带危险疾病的人。我们的思
维中枢（尤其是前额叶皮层）与哺乳脑的中枢相连，产生很多
情感，因此我们的道德信仰也能引发厌恶感。

我们经常听到有人说感到厌恶，比如发现他们的伴侣欺骗
了他们，或者从新闻中读到有人虐待弱势群体尤其是儿童。这
种厌恶意味着道德规范遭到了侵犯，但在那个特定的时刻，我
们要想进行纠正却又束手无策。

## 5. 恐惧

第五种情绪是恐惧。恐惧在帮助我们远离没有机会取胜的
环境的过程中演变而成（比如，碰到大型食肉动物、遇到恶劣
的天气、处在很高的地方）。恐惧也可以通过想象危害到生存的
某种未来状况而引发。

鉴于哺乳脑的结构倾向于强调危险，我们想象中的未来往
往会比实际情况糟糕得多。然而，哺乳脑并不知道现实情况如
何，它只是相信我们的想法，并对这些想法产生强烈的情感反

应，就好像它们是真实的一样。恐惧的常见诱因包括亲人离开我们、查出患有绝症、严重受伤、破产、失业等。

我们担心的这些事情大多数都不会真的发生，即使真发生了，我们通常也比想象中更有能力去处理它们。以露西为例，假设她害怕失去工作。她从老板那里没有得到反馈，因此不清楚自己的表现是否令人满意。当我第一次问露西，如果真的失业了会怎样，她的身体明显紧张起来，大脑一片空白。

然后我让她想象一个人（比如说乔治），做着一份他不喜欢也不受赏识的工作。乔治被解雇了会有什么好处呢？露西来了精神，有了很多想法。比如，他可以换一份工作；可以用一次性补偿金在一个完全不同的行业接受培训；可以去不同的国家旅行、教英语；可以去夏威夷冲浪把钱花光；可以搬去与父母或朋友同住一段时间，直到他知道下一步该做什么，等等。

接下来我们再看露西的情况。这次她笑了，而且有了很多美好的设想。她想着，如果被老板炒了鱿鱼，她将如何利用她的时间、精力和积蓄去干这干那，她几乎都开始希望一切成真了！

这并不奇怪。当我们认真审视恐惧的对象时，会发现我们有着比想象中更多的选择。如果你对未来的某件事一直恐惧，我建议你就像去帮别人一样，想象一下在未来那种情况下你能做什么，这可能会帮你打开一个新的视角。

另一种恐惧是恐惧症，这是一种原始反应。我们担心，假如没有开发出现代手段，某些情景对我们来说可能就是致命的，比如害怕飞行、害怕蛇。为了解决恐惧症，我们需要找到一种方法，向杏仁核传达安全的信息。当然这在极度恐惧时是不容易做到的。本章稍后讨论杏仁核舒缓方法时会更多地讨论这一点。

## 6. 惊讶

第六种情绪是惊讶，可以是一种受欢迎的情绪，也可以是让人不愉快的情绪，这要看结果是什么。这种情绪帮助身体做好准备，以应对结果未知的不确定的情况。如果露西回到家，看到门口有一大篮鲜花，她首先会感到惊讶，然后才会感到兴奋或是紧张，这要看她对送花的人是喜欢并期待着一起去约会呢还是根本不感兴趣。

最后两种情绪我们称为积极情绪：兴奋与喜悦、爱与信任。这些情感表明我们所处的环境或所从事的活动有利于我们和／或物种的生存。

## 7. 兴奋与喜悦

引起兴奋与喜悦的常见情景为：与家人或朋友一起度过快乐时光（表明团队凝聚力良好），从事我们喜欢的活动（表明世界很安全，可以专注做这些事情），享受美味的食物（为了个体生存），与我们觉得很有吸引力的人约会（为了物种生存……呵呵）。

当然，有的时候，我们的哺乳脑中枢和人脑中枢彼此意见不统一。吃些含糖零食长点儿脂肪能让你的身体为生存做好准备，却在海滩上让你的身材看起来不那么美好。或者，你极度吸引的那个人可能是一个你不想与之有任何瓜葛的神经病（或者你正在和别人谈恋爱）。总之，这确实有点儿复杂。

## 8. 爱与信任

最后，让我们一起来看看爱与信任。如果我们在与另一个人的关系中能获得足够的安全感和可预测性，就会产生爱与信任这种社会情感（这里我把它们简单地归为一组）。这种情感在演化过程中产生，就是为了让父母照看孩子、为了让伴侣回到彼此身边、为了让爱和信任持续下去，行为的可预测性是必要的。特别是信任，在与以前的行为不一致的事件（如撒谎）发生后，会很难恢复。我们将在第八章"改变你的人际关系"里谈到有关爱的话题。

正如我们所看到的，有五种情绪来警告我们真实的或感知到的危险，只有两种情绪表示事情进展顺利（惊讶则是根据不同的结果产生反应，可以表示危险，也可以表示顺利）。这种不公平的分配表明，对我们来说，更重要的不是去寻求快乐，而是去规避危险，重点关注负面的东西。这种做法是可行的，也是非常聪明的，在数千年的时间里保证了我们物种的安全和健康。接下来让我们看看协调这些反应时身体和大脑中发生了什么，有没有哪些是我们能去干预的。

## 帮助我们准确感受情绪的 7 个调节器

想要准确感受情绪，我们需要具备以下要素：

（1）威胁探测器——检测环境中的危险等级并激发与危险相关的特定情绪的系统。古老的哺乳脑中的杏仁核就能起到威胁探测器的作用，能准确、快速地探测到危险。

（2）愉悦感探测器——也称为奖励系统，在进化过程中发展到可以探测出环境中有利于我们生存和我们物种生存的物体和人。它由腹侧被盖区和伏隔核组成。腹侧被盖区来检测环境中能让我们感到愉悦的可能性，伏隔核则帮助我们在享用美食、发生性行为或阅读引人入胜的书籍时产生愉悦感。

（3）大脑—身体连接器——一个影响不同身体部位以应对不同情绪的系统。大脑里的下丘脑中枢通过分泌激素将大脑与身体连接起来，触发某些状态和行为以维持体内平衡，这是我们维持身体稳定的一个过程。另外，下丘脑也在不断监测我们的血液状态和葡萄糖水平，这在某种程度上就成了身体—大脑连接器。

（4）**身体—大脑连接器** —— 一个读取我们身体状态并相应调整我们大脑过程的系统。大脑中的脑岛持续监测我们的身体状态（也就是内脏信息），相应地调整神经系统的功能。当脑岛检测到心率加快、呼吸加速的时候，它就会加剧焦虑，形成恶性循环。

（5）**激活器** —— 如果检测到危险，就激活所有身体器官进入觉醒状态的系统。交感神经系统（SNS）负责这一功能，它是自主神经系统（ANS）的一部分，控制身体所有主要器官的活动，以准备应对各种不同的状态。交感神经系统帮助身体做好逃跑或同危险斗争的准备（逃跑反应或斗争反应）。为此，它首先触发肾上腺（位于肾脏顶部）分泌肾上腺素，然后使我们的呼吸变快、变浅。肾上腺素会使我们心跳加快，刺激葡萄糖从肝脏释放到血液中，还会扩张四肢肌肉中的血管，阻断消化系统和免疫系统，增加疼痛阈值。如果触发因素都在头脑中，大脑会将身体切换到一种持续的警觉状态，造成高血压、呼吸短促，使消化系统（从而导致胃痉挛或肠道问题）和免疫系统（使我们更容易感染）发生障碍。如果这些内部压力持续存在，身体就没有机会得到休息和恢复，从而引发各种身心健康问题。

（6）**抚慰器** —— 在危险结束后或检测到愉悦感时，能够使身体由唤醒到趋于冷静的系统。这是由自主神经系统的第二个分支 —— 副交感神经系统（PSNS）产生的。一旦危险结束，副交感神经系统就会启动，给身体一个放松和恢复的机会（称为

"休息和消化"状态）。副交感神经系统能让呼吸变得深沉而缓慢，让心跳更平静，并重新启动消化系统和免疫系统。副交感神经系统和交感神经系统的这些机制都是自动的、无意识的，说明我们并没有真正有意地去控制它们。从某种程度上来说，我们唯一能控制的部分是我们的呼吸。因此，很多减压技巧都是以如何改变我们的呼吸方式为基础的。

（7）学习器——能够理解发生了什么，从中吸取经验教训并懂得如何规避未来危险的系统。学习器主要由前额叶皮层组成，它能够评估已经发生的事情，并能够将该经验与过去经验中获得的所有知识进行比较，从而显示出这件事本身的意义。这种学习使我们能够适应和改变。但是，如果我们的身体处于紧张状态（受交感神经系统控制）或正在恢复（受副交感神经系统控制），前额叶皮层的功能就会受到影响。在交感神经系统控制的紧张状态下，前额叶皮层没有足够的资源来正常运行，就会影响到我们的学习和理性评估。在副交感神经系统控制的恢复状态下，前额叶皮层的血管扩张，为这些中枢正常运行提供充足的氧气和葡萄糖。在这种状态下，我们能够有效地学习，理解他人，并表现出同理心和同情心。

## 情绪管理的底层是抚慰大脑的杏仁核

说到情绪管理，我们的意思是去抚慰杏仁核，将身体从交感神经系统转移到副交感神经系统，让身体和大脑的化学物质得到恢复。只有这样，我们才能拥有清晰的思维、创造力、与他人建立联系和为他人服务的能力。

实现这一目标的最快方法是调整呼吸。深吸一口气，再慢慢地呼气，让脑岛意识到这是一个安全的状态。换句话说，如果你正在逃离危险，是没有时间慢慢地呼气的。这样就避免了恶性循环，让身体至少在短时间内调整到副交感神经系统。有意思的是，这些身体状态调整是不断延续的——当我们被唤醒时，会对周围的世界产生一种扭曲的感知，使杏仁核对危险更加警觉。自然而然地，杏仁核发现了更多的危险触发因素，世界在我们眼里就变成了一个更加危险和消极的地方。反过来，当杏仁核处于平静状态时，前额叶皮层活跃起来，我们得以更加客观地观察这个世界。

## 呼吸练习

首先用鼻子吸气数到 4，憋气数到 4，再呼气数到 4。我们的目标是延长呼气阶段，让身体启动放松反应，如果你能将呼气阶段延长到 6 或 8，那会更好，但能数到 4 其实就足够了。找到适合你的节奏，闭上眼睛，再做 4 次。

现在，我们再进一步加上画面感。当你在做呼吸练习的时候，想象一下外面阳光明媚，你在阳光下呼吸。吸气，让气体充满你的胃、胸和背，感受全身的放松。保持住。然后慢慢地、轻轻地呼气。接下来想象你在海边，可以听到海浪拍打海岸的声音。呼吸着新鲜空气，享受自由，让气体充满你的胃、胸和背，背部挺直。保持住。然后肩膀下垂，放轻松，慢慢地、轻轻地呼气。

现在，想象一下是在冬天，你坐在壁炉旁，肩上裹着毯子，手里拿着一杯热茶，看着壁炉里的火，别的什么也不做。感受着温暖和舒适，让气体充满你的胃、胸和背，感受温暖遍布全身。然后慢慢地、轻轻地呼气。现在，想象桌子上有一支蜡烛，你看着蜡烛的火焰，感受着平静与安宁，让气体充满你的胃、胸和背，感受全身的放松。然后慢慢地、轻轻地呼气。感觉如何？

当我在讲座上引导大家进行这项练习时，大多数人都说他们感到非常平静、放松。专注于呼吸，刻意放慢速度，转向副交感神经系统，可以让我们的身体和大脑得到恢复。愉快的视觉画面让头脑有事干，不会触发杏仁核的危险探测功能。如果任由大脑漫游，它总会发现这样那样需要担心的事情，可能会干扰到呼吸或冥想练习。如果我们在这方面还不够熟练，或是正在经历一段艰难时期，那就更是如此。

## 活动

另一种改变身体生理反应的方法是活动。脑岛一直在跟踪你的身体，看它在做什么。古老的慢动作练习，如瑜伽和太极，可以向你的大脑传达安全信息。其他种类的运动，如攀岩、骑自行车或慢跑，可以帮助你消除生活中的压力。此外，血液氧合水平的变化可以提供一个适宜的状态，来评估是否启动理性思维。体育锻炼也会改变大脑的化学成分（我们将在第五章讨论如何照顾你的大脑），创建更平衡的情绪和更强的大脑可塑性。

## 催产素

第三类活动需要分泌一种叫作催产素的大脑化学物质。当我们抱着一个婴儿（尤其是我们自己的孩子）、抚摸宠物、拥抱所爱的人以及达到性高潮时，我们自然会产生催产素。催产素的进化点是触发养育行为，以保护比较脆弱的人，提高物种的生存率。这可以帮助我们的孩子在充分感觉到被照顾、被保护的同时，去安全地探索世界。催产素还使我们更乐于去照顾我们所爱的人，因为合作和利他主义增加了我们生存的机会。

作为回报，我们收获了热情洋溢的情感，被爱、放松、平和所包围。在这种状态下，我们的大脑皮层的能量得到充分补充，获得大量的氧气和葡萄糖，使我们的心智能力达到最佳状态，拥有健全的决策力、创造力、解决问题的能力、学习的能力，能够理解他人的存在方式以及表现出同情心和同理心。

因此，与我们所爱的人建立互相滋养的关系有助于自然地调节我们的情绪状态。如果我们无法获得这种关系，那么也可以在一定程度上自我提供。催产素可以由自我滋养行为而触发，如洗个热水澡、按摩和帮助他人。事实上，去帮助他人可以分散我们对自身杏仁核触发因素的注意力，给我们的身体和大脑一个补充能量的机会。

## 培养大脑习惯来打破循环

最常见的感恩练习是每天睡前写下 5 件你感恩的事情。研究表明，做上两周感恩练习，你会表现出更多的幸福感和更少的焦虑。你仅仅需要坐下来，在一张白纸上写下能想得到的需要感恩的 5 件事。可以是概括性的描述（如身体很健康、吃得很好、能读能写），也可以很具体（如丈夫今天早上为我做了一顿丰盛的早餐，和邻居聊天很愉快）。

你练习得越多，就越容易想出每天要写下来的内容，创造一条表达感恩的大脑高速路。除了改变大脑化学成分外，感恩练习还能向杏仁核提供更客观的信息。杏仁核会自己注意到世界上的负面事件，因此没有必要施加额外的影响。相反，如果我们给杏仁核提供一些客观的信息，将会有助于杏仁核更好地做出平衡。

露易丝·海（Louise Hay，1984）首次提出的积极的肯定模式与此非常类似，也可以起到自然而然地抚慰杏仁核的作用。要想使这些积极的信息更有效，就需要越具体越现实越好，因为大脑是不容易被糊弄的。有效的积极措施可以包括你的感恩清单上的一些项目，也可以包括以爱和关怀的方式传达的鼓励性信息。以下是一些例子：

◆ 你强壮、健康、安全；你才刚刚开始发现自己真正的潜力。

◆ 你的心脏每秒钟都在跳动，你把身体照顾得很好，身体的每一个细胞都得到了很好的滋养，都很健康。

## 重新评估与塑造我们的情绪模式

考虑到大脑的感性部分（杏仁核）和理性部分（前额叶皮层）是相连的，我们可以通过理性质疑来检查、挑战和改变我们的情绪模式。心理学中最常见的方法就是认知评估，包括识别你的感受，猜测是什么想法引发了这种感受，并向思维模式发起挑战以期改变情绪。它已经广泛应用于认知行为疗法（CBT）。

基于此，阿尔伯特·艾利斯（Albert Ellis，1991）创建了ABC（DE）模型。我们单独经历某种特定的情形（激活事件或逆境，简称为A），根据自己的想法（B），触发特定的情绪模式（也叫情绪后果，C）。在杏仁核主导的感性思维影响下，这些潜意识的情绪模式可以扭曲我们对现实的理解，放大环境中的消极因素而忽略积极因素。当我们意识到这些想法产生时，就可以挑战和质疑它们（D），使我们的思维转向前额叶皮层主导的理性思维，从而变得更加客观和平衡（生成有效的新信念，E），改变我们的情绪状态。

约翰·德马蒂尼博士（Dr John Demartini，2013）指出，当我们对一种情况感到难受、悲伤或愤怒时，往往是因为只看到了画面的一半。例如，你是否经历过一段浪漫关系的彻底破裂？当它结束的那一刻，你可能敏锐地意识到了关系结束带来的负面影响（比如想念那个人，想念你们在一起的美好时光），你的注意力会主要集中在那些美好的回忆上，而忽略了那些其实并不太好的部分。不用说，这会使你感到绝望。

为了帮助我们平衡这一画面，德马蒂尼博士建议我们把注意力集中在恋爱关系中不太好的那些事情上（所有你能想到的不好的回忆），再想想结束那段关系能给你带来的所有好处。把你能想到的都列出来，只涉及那段关系的消极方面和结束那段关系的积极方面。列的清单看起来可能就像这样：

- ◆ 我经常觉得他眼里没有我。
- ◆ 他身上有味道，还把房子弄得乱糟糟的。
- ◆ 我太爱他了，忽视了和朋友们在一起的时间。
- ◆ 我们在一起的时间占用了我从事业余爱好的时间。
- ◆ 我太在意他，经常被他说的话弄得心烦意乱，好几天的工作效率都很低。
- ◆ 我睡得不好，醒来时也觉得很累，心情也不好。

◆ 我不喜欢他做的饭，吃了以后体重增加了。

◆ 我开始在我喜欢做的事情上妥协。例如，我们只去看他感兴趣的电影，不再去看我喜欢的音乐剧或爵士音乐会。

◆ 他不想要孩子，如果我和他在一起，我就永远不能生孩子了。

◆ 我不喜欢他的朋友。

就这样往下写，写出 50 条左右，让你的大脑最终有足够的证据来获得一个更平衡的视角。为了列出这么长的清单，你可以使用前面提到的技巧，把生活中的 8 个领域都过一遍，找出这段关系对每个领域产生的负面影响。这种方法并不是为了让你到处都能看到分手的好处 —— 那会很荒谬，不切实际。这种方法的作用是帮助你创建一个更平衡的视角。

你的杏仁核自然会意识到这种情况的所有负面影响 —— 我们必须承认，当一段关系结束时感觉确实很糟糕，这是毫无疑问的 —— 但我们不能被扭曲的想法冲昏头脑，否则任何挫折都会带来一场重大灾难。我们要用前额叶皮层将焦点从消极方面转移，让自己看到分手有什么好处，要是没有分手会有什么坏处。这正好平衡了杏仁核占主导地位的感性思维，创造了一个更客观的视角来看待这种情况。

当然，这项活动做起来不容易，我们需要积极努力地去做才行。杏仁核是一个自私的家伙，它想独自主导这场戏，所以我们很容易陷入悲伤的泥潭中——这对哺乳脑来说是很正常的反应。但我们可以选择利用我们的"超级电脑"——前额叶皮层——来平衡这一点,创造出更灵活的思维。与任何习惯一样,这需要不断地努力和实践。

如果你每天问自己几个简单的问题挑战一下自己的思维,就会重新构建自己的情绪网络:

◆ 意识到事件的起因:今天真正让我恼火的事是什么?

◆ 尊重杏仁核的想法:造成这种情况的一个主要的负面因素是什么?哪里错了?

◆ 让前额叶皮层来平衡你的杏仁核思维:这种情况有哪些积极的方面?

你练习得多了,创造越来越灵活的思维就会成为你的第二天性。

## 小结

在这一章中,我们讨论了哺乳脑如何快速而粗略地给我们传递信息,哪些情况适合我们,哪些情况可能会对我们造成伤害,在这其中情绪发挥了重要的作用。哺乳脑(尤其是杏仁核)主要用来注意危险以确保我们的安全。然而,它并不十分了解我们现代的生活方式，常常在没有真正危险的情况下发出危险信号。

因此，我们需要通过一些活动来舒缓杏仁核，比如慢呼吸、享受大自然、和朋友在一起、锻炼以及其他可以改变我们精神状态的良好爱好。此外，我们还需要利用前额叶皮层来指导杏仁核，让它了解事情的真实面貌，从而形成一个更加平衡的视角。

情绪会改变我们身体运作的方式，反之，我们的身体状态也会改变我们的情绪状态，因此，注意情绪模式并在必要时调整习惯是很重要的。如果你感到焦虑，就看看你喝了多少杯咖啡，你今天吃的饭是不是有足够的营养。我们将在第五章讨论身体与大脑的联系以及如何照顾大脑。在下一章，我们将探讨个性、心态如何影响我们的情绪和行为模式，并回答这个核心问题：我们能改变现在这个样子吗？

转到下一章之前，让我们总结一下改变情绪模式所需的步骤：

（1）要承认所有的情绪都有一个目的——保护我们的安全，引导我们进入最适合自己的环境。

（2）大脑的情感中心以潜意识的方式运作。它是不理性的。因此，我们无法真正理解自己的情绪，我们只能去猜测为什么我们会有这种感觉，并尽量使其合理化。潜意识中心能接触到大量的信息，我们理性的头脑却无法接触到这些。

（3）为了确保生存，我们需要多个大脑系统之间的复杂互动，包括杏仁核（威胁探测器）、奖励系统（愉悦感探测器）、下丘脑（大脑—身体连接器）、脑岛（身体—大脑连接器）、交感神经系统（激活器）、副交感神经系统（抚慰器）和前额叶皮层（学习器）。它们都参与情绪的创建和调节，影响我们的精神状态和我们在这些情绪下产生的行为。

（4）杏仁核不断地寻找潜在的危险来保证我们的安全，这就是它的职责所在。不过，它这样做会严重扭曲我们的思维方式，将消极因素放大，忽视所有积极的、中性的经历和记忆。此外，杏仁核很容易变得不堪重负，在这种状态下就会"阻止"理性思维（杏仁核劫持理性大脑）。这样一来，我们不可能保持理智，所以我们需要等待15—30分钟再做决定。为了约束杏仁核，我们需要每天进行杏仁核舒缓活动，如呼吸练习、冥想、享受大自然等。

（5）前额叶皮层是我们大脑中最理智的部分，一旦杏仁核冷静下来，它就可以为杏仁核提供真实的情况（如果杏仁核处于愤怒状态，首先需要抚慰杏仁核，让它冷静下来）。前额叶皮层驱动的方法包括认知行为疗法中的ABC（DE）模型，也包括其他各种训练技巧，如我在前面提到的约翰·德马蒂尼博士设计的那些方法。

# 第三章
## 改变你的性格

**在本章你将会学到：**

- 我们的性格是与生俱来的还是可以改变的。

- 什么是认知偏差，为什么要关注它。

- 如何发现我们真正的价值观所在，这些价值观对我们的生活有何影响。

- 什么是固定心态和成长心态，它们对我们的改变能力有何影响。

- 哪些具体步骤能够促进成长心态的养成，改变我们不想要的个性特征。

为什么我们有时很难理解别人？其中一个主要原因是，我们每个人的大脑对世界的感知都是非常片面的，我们永远不可能准确地感知世界的本来面目。大脑有很强的选择性，它只注意那些我们以前标记为重要的事物。此外，我们只能在短时间内记住我们所注意到的那些事物的一小部分，时间一长，我们能记住的就更少了。

基于这些有限的信息，我们形成了各自对世界的认知。这种认知指导着我们的行为和态度，构成了我们性格特征的基础。更糟糕的是，我们对世界的认知往往就使世界真的变成了那个样子——我们所做的决定和观察使我们的感知路径进一步偏离，使我们更有可能只注意到支持我们观察的那些方面。这被称为注意偏差，或者用更科学的术语来说，是对叫作丘脑的那部分大脑区域进行自上而下的调节。结果，我们以各自的方式陷入了困境，几乎不可能做出自发的改变。

那么，如果我们真的想改变，怎么办？首先，我们需要挑战我们心目中现有的世界模式。我们头脑中充满了各种各样的设想，成功人士是什么样的、良好的人际关系是什么样的、我们如何应对失败等。大部分的设想是我们在童年时期根据我们的所见所闻形成的，也有一些是后来形成的，但不管怎样，大部分设想都隐藏在我们的潜意识中，一般情况下我们不会真正意识到它们的存在。

因此，第一步是要将这些设想带到有意识的头脑中进行质疑。我们会发现，其中一些设想仍然是正确的，而另一些则看起来很荒谬，需要用更准确的见解来取代它们。通过这样做，我们可以更新自我认知的内在模式，一点一点地改变我们的行为和性格。

正如卡罗尔·德韦克（Carol Dweck，2017）所描述的，这一过程可能会受到我们的态度或心态的影响，如果我们认为我们的性格特征是固有的（固定型思维），就不会想去挑战它们、改变它们。好消息是，神经科学给我们提供了大量证据，表明我们的大脑在一生中都会发生变化，这就证明了成长型思维的观点。因此，在本章中，我们还将探讨为什么有时会"卡在"固定型思维中，这会如何影响大脑的可塑性，如何让大脑"放松"以养成成长型思维。这些对于改变我们的性格特征、态度和行为都至关重要。

同卵双胞胎的实验表明，我们的性格特征中有 50% 是由基因决定的（因此你总是有理由责怪你的父母），15% 是由环境因素决定的（特别是你在子宫和婴幼儿时期接触到的东西，所以还是有理由责怪你的父母），35% 是由我们的选择决定的。当然，你还是可以把锅甩到其他人身上，比如某个讨厌的老师，或者把你甩了的女朋友 / 男朋友，但说到底，这时候你可以有点儿选择权。在本章中，我们就重点来看这 35% 的部分——看你如何看待这个世界，你的价值观、选择和心态如何影响你的现状，以及你如何去改变现状。

## 认知偏差——
## 我们从来没有看清过这个世界的本来面目！

大脑的外层即新皮层，保罗·麦克里恩（Paul MacLean，1990）在他的三位一体大脑模型中称它为人脑，由 4 个部分组成：额叶、顶叶、颞叶和枕叶，它们一起塑造了我们感知世界并与世界互动的方式。

额叶位于前额下方大脑的最前端，其中最大的部分是前额叶皮层，作用是产生理性思维和意志力，使我们能够控制自己的情绪，对性格塑造很重要。如果这一区域因受伤或疾病而受损，患者的性格通常会有明显变化，无法抑制愤怒和沮丧，也无法延迟满足。前额叶皮层的后面是运动皮层，管控书写、开车、踢球和其他身体动作。在它的正下方是布罗卡语言区，对于表达想法至关重要。

顶叶位于运动皮层后面的头顶区域。顶叶的体感皮层接收来自皮肤的温度、触觉和疼痛等感觉，让你能迅速意识到茶是不是太热不能喝，能享受和好友的拥抱，能知道鞋子是不是不太舒服而不能穿。顶叶对于理解符号（如字母和数字）也很重要，能帮你阅读这一页的文字。此外，这一区域也能帮有些人在不剐蹭的情况下停好车。这种技能叫作空间意识，可惜我没有。

靠近头部两侧，在太阳穴的正下方是颞叶，颞叶接收来自耳朵的信息，因此有一部分叫作听觉皮层。它能让你欣赏音乐，听到汽车的喇叭声，更重要的是，能理解人类的语言。对语言理解很重要的区域叫作韦尼克区，如果它遭到破坏，我们就很难理解他人，也很难表达自己。

大脑的最后面是枕叶，接收来自眼睛的信息，负责视觉，理解眼睛看到的物体。这一区域也被称为视觉皮层，如果受损，可能导致视力受损。

不用说，不管我们做什么，所有这些大脑区域都在协调运作。想象你在开车或骑自行车，额叶规划路线，帮助你只关注重要的信息，这样你就不会分心。顶叶可以让你感觉到你在路上与其他物体的相对位置。顶叶的体感皮层让你感觉到你在握着方向盘，颞叶的运动皮层让你来操控方向。视觉皮层帮你预测其他车辆的速度和方向。同时，听觉皮层帮你听到卫星导航系统指出的方向，并且在听到救护车鸣笛时能迅速做出反应。

## 大脑的天然过滤器影响了你对待世界的态度

为了更好地理解我们的大脑是如何识别重要信息的，我们必须观察位于大脑中心深处的丘脑结构。丘脑接收来自感觉系统（嗅觉除外）的信号，如眼睛、耳朵、舌头上的味蕾和皮肤，并将信息发送到大脑的相关中心。比如，让我们来看看丘脑中负责视觉的部分，叫作外侧膝状体核（LGN）。外侧膝状体核从眼睛那里接收视觉信息，将其发送到视觉皮层的初级视皮层（V1）部分。然而，初级视皮层也可以通过所谓的丘脑皮层环路调节外侧膝状体核的活动，使其对某些视觉线索或多或少有些敏感（这也被称为自上而下的调节或内部驱动的注意）。

换句话说，视觉皮层告诉丘脑去搜索哪些物体、忽略哪些物体，这就使得我们的视觉感知出现偏差。如果你在开车，你的视觉皮层会告诉你的丘脑，其他车辆、道路和交通灯都是重要信息，并且要确保你注意到与这些相关的一切。视觉皮层还告诉丘脑，人行道上的行人、商店橱窗以及其他司机的长相都是不相关的干扰，所以丘脑会过滤掉这些干扰。

丘脑皮层环路也会过滤我们基于内心信念感知世界的方式。假设你到外面沿着大街走着，认为这座城市里的每个人都过得很惨。不用说，你会找到很多这样的例子来证明你是对的。现在想象一下，你给你的丘脑布置一个不同的"任务"——走出去，寻找那些看起来快乐的人，你也能找到很多。当然，这两种情况都对——此时此刻，大街上有很多不快乐的人，也有很多快乐的人。不过，还记得我们上一章讨论过，为了避免危险，杏仁核会歪曲你的看法，让你注意到并记住所有负面的东西。正是由于这个原因，随着时间的推移，你会变得越来越悲观——你的大脑会说，"看吧，到处都是危险"。

## 价值观决定了你想走的路

我们过去的经验和期望会影响我们对世界的看法，但还有一个更为关键的因素，那就是我们的个人价值观，它会把我们所注意到的、记住的和采取行动的东西进行过滤。

假设我们一起穿过一个繁华的购物中心，像我表妹比阿特丽斯这样的时尚达人，会注意到美容产品、时尚的包包和鞋；像我这样的人，如果家里有小孩子或者非常想要小孩子，就会注意到童车、玩具和婴儿服装（哎，简直都太可爱了）；一个喜欢攀岩和户外活动的人，比如我丈夫马修，会注意到所有的登山鞋和登山设备。

现在想象一下，我们每人都得到了 500 英镑。我会马上给我女儿埃米利娅买一座充气城堡放在我家院子里。比阿特丽斯可能会买化妆品、一条时尚的牛仔裤，当然还有时髦的鞋子。

马修则会为他的高山探险买一顶非常轻便的帐篷或是一双滑雪靴。

那么，我们3个人谁是对的？谁浪费了钱？我希望你能明白这些根本就是荒谬的问题。我们每个人都有一套独特的价值观，这些价值观决定了我们是谁。对于那些在我们个人价值清单中靠前的事情，我们总是充满动力、机智，既专注又有创意。

当我们花费了大量时间专注于我们所珍视的东西并付诸实践时，我们自然而然地就在这一方面很擅长。另外，我们对价值清单底部的东西缺乏动力，表现为容易拖延，很容易忘记关键信息和其他更值得关注的问题（比如和我一起看一场政治辩论）。

因此，要真正了解你是谁，成为一个高效的人，首先需要了解你当前的个人价值层次，然后和你的活动联系起来，并以此来规划你的职业生涯和个人生活。

## 确定价值的过程

约翰·德马蒂尼博士（Dr John Demartini，2013）认为，为了理解我们真正的价值所在，我们需要审视我们的生活和我们一般情况下做的事情。他设计了以下简单的问题，帮助我们尽可能诚实地审视当前的生活。

（1）你的个人空间里有什么？你的办公室、客厅、卧室、汽车或任何其他空间里最常见的3件东西是什么？

（2）你怎么打发时间？你总是有时间做的3件事是什么？

（3）你如何消耗精力？你最有精力做的3件事是什么？

（4）你怎么花钱？你总是花钱去做的3件事是什么？

（5）你在什么方面最有秩序、最有条理？你做的最有条理的3件事是什么？从你生活中的任何方面去想想，可以是物质的（如某个物体），也可以是抽象的（如约会、思想、音乐等）。

（6）你在什么方面最可靠、最自律、最专注？你生活中最义无反顾地专注的3个方面是什么？

（7）你在想什么？你最主要的想法是什么？你最经常想到的3个主题是什么？对于这些问题，有时很难将杏仁核主导的消极思维与价值驱动的思维区分开来，不用管太多，写下这些思维所代表的领域即可（例如，如果你一直在想"我是个合格的母亲吗"，这个想法代表的领域就是亲子关系；如果你一直在想"我会失业吗"，这个想法代表的领域就是职业或财务安全。不管怎样，选择最真实的想法）。

（8）你的梦想是什么？你实现了什么？在你的生活中，哪3个方面是你梦寐以求并且一步步地梦想成真的？

（9）你的内心对话是什么？你在内心里争论的3件事是什么？这些与你心里大多数的主导思想非常相似。不管怎样，写下代表你思想的那些内心对话。

（10）你在社交场合谈论什么？在与他人的对话中，你最喜欢的3个话题是什么？

（11）什么激励了你？最能激励你的 3 个主题或人物类型是什么？

（12）你设定的最始终如一的长期目标是什么？长期以来，你心中最重要的 3 个计划或者目标是什么？

（13）你最喜欢学习和阅读什么？当你逛书店、在互联网上冲浪、参加讲座或研讨会时，你最喜欢的 3 个主题是什么？

现在，我们已经完成了这些问题，我们来过一遍答案，数一数我们重复相同答案的次数，或是把类似的答案归类分组。我最看重的 3 个方面是：我的女儿埃米利娅，我的工作（包括在大学讲课、举办公共研讨班、指导客户、写这本书），我和丈夫的关系，每个方面的得分都同样重要。

当然，这些我们看重的东西在人生的不同阶段也会改变。我过去更看重骑自行车、爬山、和朋友待在一起。自从有了埃米利娅，我几乎不骑自行车了，偶尔去爬爬山，并且和其他孩子的父母建立了一个朋友小组，这些让我感觉很好。

不过，总有一些东西可能会模糊你的价值层次，把你过去的价值观或其他人的价值观强行塞进你的价值清单里。因此，要真正成为你自己，还要检查一下你的生活与你真正的价值观是否一致，或者你是否把别人看重的价值观纳入了你的价值清单。如果你按照他人的价值观生活，你的工作效率、可靠性，尤其是动机等方面都会受到负面影响，你自然也会感到失落。

在下一节中，我们将研究如何解决这个问题。

## 反思那些被灌输到你脑中的价值观

我们每个人都有一套独特的价值体系，它引导着我们做一些自己觉得有意义的事情。然而，我们经常把自己的价值观与一些权威人物（如父母、老师、偶像等）的价值观或社会规范等同起来，这就不可避免地会造成内在冲突。如果你的脑子里满是没有做但是应该做的事情，那就把它们都写下来。想到的越多越好，把它们全部写下来。我写出来的可能会像下面这几条：

（1）我应该对埃米利娅再严格一些，让她养成更好的生活习惯。

（2）我应该让马修也承担一半养育孩子的责任。

（3）我应该多运动，重新成为一名强壮的自行车手。

（4）我应该做真正的学术研究，有朝一日组建自己的研究团队。

（5）我应该多联系我的朋友。

我可以继续往下写，但还是先停一停来好好看看这5条吧。到底是谁的声音在这里说话？事实上，这5个"应该"分别来自不同的人。

（1）我加入了全国生育信托基金（NCT）小组。小组中的其他父母让他们的孩子从很小的时候就养成了晚7点到早7点睡觉的习惯。

（2）女权主义者，尤其是我的一些朋友，非常支持父亲和母亲各一半的育儿方式。

（3）2013年的时候，骑自行车对我来说是件大事。那时候的赛车我现在还保留着，每当我看到它，脑海里就会响起一个小小的声音。

（4）我刚开始读博士时的抱负，在现阶段的人生中，并不适用于我。

（5）事实上，这是我的朋友在说话。友谊对他们来说非常重要，就像过去我单身时一样，有大把的时间用来社交。

如果想更进一步，我们可以问另一个问题：如果我做了"应该"做的这些事情，缺点会是什么？

（1）埃米利娅晚上睡得早就见不到爸爸，因为马修总是工作到很晚；早上起得早就意味着我早上不能工作，我最喜欢早上有一段属于自己的时间用来写作，那是我写作状态最好的一段时间。

（2）马修每天工作10—12个小时来为患者进行脊椎按摩治疗，保证他的所有患者都得到很好的照顾。他设法让很多人从痛苦中解脱出来，进入一种无痛苦的状态，这对他来说非常重要，因此对我来说也非常重要，所以他选择去做这些，而不是和埃米利娅一起玩。还有，我喜欢和埃米利娅在一起的时光。她太好玩了！我喜欢教她说话、跳舞、看书、烹饪，和她一起散步。说实话，我不想减少我和她在一起的时间。

（3）以我过去的方式重新开始骑自行车就意味着我没有那么多的时间来写这本书、阅读研究论文、上课、办讲座、和埃米利娅玩、与马修共度时光。我不想把其中任何一项拿来和骑自行车交换。

（4）目前我在一所大学教书、在公司办讲座、指导客户、写这本书。我热爱我的工作，乐于分享知识去帮助他人，这是我现在认为最重要的事情。在我攻读博士学位期间，当我参与尖端实验时，我却并不热衷。

（5）花更多的时间与朋友交谈就意味着写作、阅读、和埃米利娅玩耍的时间要大大减少。如果我不想给朋友打电话的时候也要打给他们，我会感到被逼无奈，最后可能会很生气，事与愿违。

挑战这些"应该"是一个过程，可能需要多看几遍。把它们写下来，明白它们从何而来，对它们进行一个评估，总的来说会起作用的。下一个要解决的问题是心态——这一套理念告诉我们，我们的性格特征、天赋和能力中哪些是可以改变的，哪些是不能改变的。

## 从固定型思维走向成长型思维

为了改变我们的习惯、性格特征或情绪模式，我们首先要相信这种改变是可能发生的，否则我们根本不会费心费力去改变大脑网络。然而，有很多人时不时地会陷入这样一种看法：我们就是这样子，我们无法去改变。

卡罗尔·德韦克（Carol Dweck，2017）把这种态度称为固定型思维。在固定型思维下，我们认为智力、天赋和性格都是先天的，不可能会改变。因此，我们逃避接受新的挑战，只去承担那些我们做得了的任务。这种做法只是加强了现有的神经路径，使我们的做事方式更加固定，剥夺了大脑创建新路径、学习新技能的机会，自然也就降低了大脑的可塑性。

其实，大脑可塑性会积极适应我们的生活方式——当我们需要时（如旅行、建立新关系、锻炼或学习新技能），大脑可塑性就会增强；当我们不需要时（如陷入相同的习惯、孤立自己、久坐不活动），或当身体和大脑认为我们仅仅处于生存模式时，大脑可塑性就会减弱，这是由血液中含有的大量的皮质醇决定的。

相比之下，当我们处于所谓的成长型思维时（Carol Dweck，2017），我们的思维更加开放——我们相信智力、天赋和性格的某些方面是可以改变的。因此，我们去尝试新事物，在目前还不擅长的技能上投入更多精力，挑战我们的性格特征。不用说，这肯定会增强大脑的可塑性，改变的概率也会增加。

两种心态对我们的大脑状态和行为有不同的影响。在固定型思维下，我们的行为缺少变化，大脑可塑性减弱，几乎不可能做出改变。相反，成长型思维拓宽了我们的活动范围，增强了大脑可塑性，更有可能创造持久的变化。因此，思维方式决定了我们是否能做出改变。此外，我们是处于固定型思维还是成长型思维会影响到我们应对挑战的方式。

在固定型思维下，我们成功了就说明我们高人一等，失败了则说明我们有内在缺陷。自然而然地，受这种观念影响，当事情进展顺利时，我们会变得非常自大，失败时会把失败藏起来，或者把失败归咎于外部原因。

如果我们没有达到预期的结果，固定型思维会产生杏仁核主导的反应，引导我们远离再次尝试，轻易就放弃了。我们觉得自己不可能做得更好了，那么别人一旦成功，我们就会吹毛求疵，想着他们之所以成功，完全要归因于外部因素，从而贬低或否定他人的成功。我们变得更有胜负欲，神经兮兮，老实说，这让周围人觉得很无趣。

固定型思维对我们的情绪健康也会造成很大的影响，因为它不断地触发杏仁核，杏仁核又会损害前额叶皮层的功能。前额叶皮层功能下降，思维的灵活性就会降低，使我们陷入固定型思维。这就形成了螺旋式下降的局面。

相比之下，在成长型思维下，我们相信，要想有所成就取决于许多因素，努力和毅力是最有决定性的。如果我们遭到挫折，要么更加努力，要么稍微调整一下方法再试试。这样一来，我们变得灵活、包容、适应能力强。

在固定型思维下，我们把反馈看作是批评，我们要么否定它（"她就是不喜欢我"或者"这可能对他们有用，但对我没用"），要么质疑它。在成长型思维下，我们能够在前额叶皮层没有被杏仁核劫持的情况下倾听反馈，对反馈进行评估，从反馈中获取有用的信息，或者以一种成熟的方式挑战反馈（"谢谢你提供的信息，这可能对我有所帮助，但是在这里不太适用"）。

让我们来看看莫妮卡和多米尼克的例子。他们是同一家公司的高级管理人员，但对自己和他人有着截然不同的思考方式。如果你问莫妮卡，她是如何走到这个位置的，她会告诉你，她对这个行业有热情、有决心，并为此付出了巨大的努力。然而，多米尼克会告诉你，他一直就很聪明，事实上他上学的时候就是班里最聪明的，因此他没怎么费劲就达到了现在的水平。他将自己的成功归因于天生的智力——承认努力工作就意味着对他卓越的智力提出挑战。

莫妮卡的智商其实比多米尼克高，而且上学时也一直都是优等生，但她并不认为这有什么了不起的。她把自己的成就归于一系列因素，如好好工作的愿望、学习能力、奉献精神和责任感。

当问及他们的爱好时，多米尼克说他会打泰拳，他有这方面的天赋。他也试过其他一些活动，如赛车、攀岩、弹吉他，但都是在一个月内就放弃了，原因显而易见，他觉得自己永远不会擅长这些活动。

莫妮卡目前迷上了全面健身（CrossFit），但多年来她培养了很多其他爱好：她一直作为业余选手参加场地自行车的训练和比赛，钢琴演奏水平相当不错，还热衷于学习外语，每年夏天都要在国外生活一个月（她现在意大利语说得很好，用我的母语立陶宛语和我说话也很流利）。莫妮卡不太在乎自己是否擅长某项活动，她追随自己的热情和兴趣，然后投身于其中。因此，她现在擅长各种各样的事情。

相比之下，多米尼克不会说任何外语（"我就是没有这方面的天赋"）或演奏任何乐器（"我父母在我小时候没有带我去音乐学校，我家里没有人会演奏乐器"）。就这样，固定型思维和成长型思维都创造了一个自我实现的预言，成为我们性格养成的一个关键方面。现在，关键问题来了，我们能改变我们的心态吗？

## 培养成长型思维的方法

为了改变心态，让我们先来看看心态是如何发展起来的。想象一下多米尼克的父母，成功对他们来说总是非常重要的。他们注意到多米尼克是一个聪明的孩子，就忍不住赞扬他："你太聪明了""你真有天赋""你这孩子将来会很了不起"。当然这种赞扬并不仅仅限于智力，也包括他的外表，"多么漂亮的棕色眼睛啊，多么完美的体形"，以及性格特征，"他天生就适合当领导，他才不会接受任何人的命令"，等等。

所有这些赞美都是针对他无法控制的那些品质而言的（至少不是小孩子的大脑能够感知的方式）。总之，这些赞扬的话帮他形成了他是谁和他不是谁的固定观念。在学校里，多米尼克总能找到一种方式来证明自己很聪明，做什么都对，不愿意接受老师或同伴的反馈。事实上，据他说，大多数老师都很愚蠢，这就是他有时得不到最高分的原因。当然，那些表扬他聪明的老师都是好老师。这些来自父母的赞美之词，尽管是善意的，但在孩子的大脑中形成了根深蒂固的看法，即他所拥有的品质是永恒不变的（你要么聪明、有体育天赋、长得漂亮等，要么相反）。

现在让我们看看莫妮卡的成长经历。她的人生起点与多米尼克很相似——也是一个聪明、健壮、漂亮的孩子。然而，莫妮卡的父母并没有因此对她特殊对待。假如她数学考了优秀回家，父母会表扬她为了理解所有的方程式所付出的努力。当她获得年度最佳作文奖时，她的父亲表示，看到她努力地、用心地去用文字表达自己富有想象力的想法，他很自豪。如果莫妮卡花时间把衣服搭好，把发型整好，奶奶会称赞她很有想法，造型很时尚。

尽管莫妮卡在小时候也得到了很多赞扬，但这一切都是针对她可以控制的事情而言的——她花了多少时间做数学作业，她花了多少精力一遍遍地写她的文章，她花了多少心思来搭配衣服。

上中学时，莫妮卡和学校的网球冠军丽兹成为朋友。莫妮卡被丽兹在网球场上活力四射的身影迷住了，下决心要学打网球。每天放学后，莫妮卡都来到网球场看丽兹训练，也开始跟着教练上课。她稳扎稳打，很快就上手了，如果丽兹给她提出建议，她还能及时进行调整。2年后，莫妮卡打得就很棒了，可以和丽兹来一场势均力敌的比赛，还赢了丽兹好几场。

在同样的情况下多米尼克会怎么做？你大概也能猜到，他把自己不会打网球看作是一种几乎与生俱来的品质（别忘了，在固定型思维模式下，我们的思维会变得二元化——你要么擅长，要么不擅长，没有中间选项）。受到鼓励的话，他可能会尝试一两次，一旦看到丽兹比他打得好得多，他可能就会放弃，认为这个运动不适合他。那么，多米尼克如何弥合固定型思维和成长型思维之间的鸿沟呢？

首先，我们用能激发理性思维的问题来帮助多米尼克挑战他的思维。我在指导客户过程中发现非常有用的一个技巧是拜伦·凯蒂提出的转念作业法（Katie & Mitchell，2002）。这个方法由6个阶段组成，会引导你一步步去完成对自己的重新定位和重新发现。让我们以多米尼克很确信的一句话"我就是不擅长打网球"为例，用转念作业法的6个阶段来挑战他这句话。

**阶段一**

我：这是真的？

多米尼克：嗯，是真的。

**阶段二**

我：多米尼克，你百分百地肯定你打不好网球吗？

多米尼克：呃，当然不可能百分百地肯定，毕竟我没怎么打过。

**阶段三**

我：当你认为自己不擅长打网球时，你有什么感觉？你会怎么做？

多米尼克：我觉得自己很差劲，我不想打。看到别人打我也会生气，觉得他们很愚蠢，竟然玩得那么带劲。我不想和他们待在一起，所以我回家看电视。

**阶段四**

我：好啦，现在想象一下，你要停止就是不会打网球这种想法，你会有什么感觉？你会怎么做？

多米尼克（犹豫了一下）：我会觉得没什么，去试试就是啦，看看我是不是喜欢。如果喜欢，我会继续打着玩，兴许还能认识一些新朋友；如果非常喜欢，我可能会经常打，说不定多练习练习我也能打得很好；如果不喜欢，我也就不再惦记这事儿了，至少我知道我已经试过了。我觉得我总是放弃一些我根本就不了解的东西，所以至少试过以后我会知道这到底适不适合我。我也不会再对那些喜欢打网球、擅长打网球的人指手画脚了。

### 阶段五

我：那么你觉得让你放弃不擅长打网球的想法，理由是什么？

多米尼克：嗯，怎么说呢，我能看得出来，对我和其他人来说，压力没那么大了。

### 阶段六

我：好，现在，让我们看看，和你最初的想法比起来，还有更真实的想法吗？

多米尼克：应该有（听着不太确定）。

我：你最初的想法是"我就是不擅长打网球"，现在我们一次只换一个字，把它换成一个相反的想法。

多米尼克：我就是擅长打网球？

我：没错。和最初的想法比起来，哪个更真实？

多米尼克：啊，我知道你什么意思了！既然我从来没有真正尝试过打网球，就不好说我是真的擅长还是不擅长。只有真正地试一试，我才知道。

我：没错。让我们再来试试，把你最初的想法换到另一个人身上。

多米尼克：有人就是不擅长打网球？

我：当然。想想看，有没有哪个人是你真正喜欢的，或许是你崇拜的，却不擅长打网球？

多米尼克（笑）：当然有啦，我女朋友乔安娜就是。她很棒，但她打网球的时候看起来真的很滑稽。我很欣赏她，因为她一直在努力，我相信凭着她聪明的头脑和强壮的双腿，她会打得很好的。哇，真是奇怪。我一直在说打不好网球这件事，但是对我自己和对乔安娜我却用了截然不同的态度。哇，真是疯了。

我：很有趣吧？我们再来转换一下？（多米尼克点了点头）这一次有点儿难，让我们试试把"我"和"网球"交换一下。

多米尼克：网球就是对我不好？

我：没错。让我们好好看看如何理解这句话，有没有什么意义。

多米尼克：我不确定这对不对，但我首先想到的是，我对网球这个东西本身感到沮丧和不满。我打得不好的时候，就好像网球在指出我的缺点。

我：太好了！继续。

多米尼克：嗯，一直以来我都是擅长这擅长那的，突然有人指出某些方面我不擅长的话我就觉得讨厌。所以，网球就好像是一个人，指着我的缺点对我说："看！你毕竟不是那么全能吧！"是不是这种想法很疯狂？

我：不，不，我觉得是很疯狂但也很棒的想法。疯狂能帮助我们扩展思维，对吧？

多米尼克：真的！我现在明白了我有多蠢，将我还没有真正尝试过的事情看得那么重要，给了自己很大的压力。

我：那么，你现在对网球的想法是什么？

多米尼克：我还是不知道我是不是擅长打网球，但我可能会试一试，也许乔安娜下次有空的时候我会和她一起打打。我已经等不及了，那会很有意思的。

在这个过程中，我只是问了多米尼克一些问题来挑战他的想法。我并没有指出他思维中的错误，只是表现出好奇，他自己完成了所有这些工作——承认他想法中的逻辑缺陷，评估原有的想法对他造成的影响，并提出解决方案。他能够自己进入更多的前额叶皮层主导的积极态度中去。这表明杏仁核只要保持平静，其他的工作就都可以交给前额叶皮层去做。

要想培养人们（包括我们自己）的成长型思维，就要问一下人们，是否专注于自己可以改变的事情，然后认真思考一下如何做出反馈，这至关重要。

## 小结

综上所述，我们的基因决定了 50% 的性格特征，成长环境影响着另外 15%，还有 35% 在某种程度上是可以改变的。

然而，为了做出改变，我们要采取以下步骤：

（1）要意识到我们的大脑是有偏见的，我们感知世界的方式从来都不是客观的。如果某种感知妨碍了我们去实现对我们来说重要的目标，就要向它发起挑战，去寻找相反的感知。

（2）要了解我们真正的价值层次，它能进一步决定我们关注的事情是什么，我们擅长的领域是什么。

（3）要厘清我们的"应该"——它们会妨碍我们做真正想做的事情，并可能导致我们进一步远离真正适合我们的职业和个人生活环境。

（4）要防止陷入固定型思维——杏仁核占主导地位的思维想要让我们保持安全，但不幸的是，同时也让我们陷入了陈旧的行为模式。

（5）要挑战固定型思维，将重点转移到我们能够实际控制的事情上来，培养成长心态。

第二部分

# 改变结果

# 第四章
# 改变你的效能

**在本章你将会学到：**

- 我们的大脑在高效工作中需要什么。

- 我们如何形成记忆，为什么我们的记忆会越来越差，能否改善（当然可以）。

- 当我们同时处理多个任务时，大脑是如何工作的。

- 为什么我们的注意力持续时间越来越短，是否可以延长。

- 关于动机的所有神奇力量以及提高动机的实用工具是什么。

- 为什么我们越来越喜欢拖延，应该怎么来阻止。

　　大脑总是在不断变化的。是不是你小时候的记忆力比现在好得多？是不是你曾经可以长时间专注于读一本书，而现在却连网上的一篇文章都读不完？是不是你越来越喜欢拖延，无论怎么努力都改不了？是不是你曾经是一个乐观的人，现在却要想方设法去追寻幸福感？

　　这些只是几个例子，说明你的大脑是如何根据你最常做的事情而不断变化的（这也是依赖于活动的大脑的可塑性）。如果你想掌握大脑的发展方向，那么这一章内容正是你所需要的。首先，要理解高性能、高效能、记忆力和注意力背后的大脑机制。其次，要成功训练你的大脑，让它能够重新更好地完成各项任务。

## 增强理性和自律的能量

　　前额叶皮层使我们能够控制自己的情绪，拥有意志力、注意力、工作记忆和动机。因此，为了让我们表现良好，前额叶皮层需要得到及时的能量补充。正如我们在第一章已经讨论过的，这个大脑区域包含无数的神经网络，需要大量的能量。如果我们缺乏营养、缺少休息或能量补充不足而导致缺乏精力，我们就会恢复到受古老的哺乳脑区域控制的更自动的一些行为和思维方式。那么，让我们看看哪些习惯能使前额叶皮层发挥最佳功能吧。

首先，我们需要确保前额叶皮层的神经元获得足够的营养和氧气。我们可以通过规律的、营养丰富的饮食来做到这一点，确保我们的呼吸缓慢而深沉（或者时不时地提醒自己进行缓慢呼吸），并定期锻炼以增加血氧水平、扩张血管。

其次，我们需要工作和休息交替进行。在活动过程中，神经元释放出一种叫作神经递质的化学物质，使它们能够与其他神经元进行交流。然后，这些化学物质需要从神经元之间的间隙（也就是突触）中移除，进行回收或消除，这需要不同类型的神经胶质细胞同时采取行动。如果我们长时间使用相同的神经元，它们会消耗神经递质，随后也就无法正常工作。此外，需要由神经胶质细胞处理的神经递质过多就会增加所谓的活动性神经毒性的风险，这就进一步损害了这些神经元的活动。

解决方案其实很简单——我们需要休息。经常有人问我休息的频率应该是多少，这不好说。休息次数取决于任务的复杂性、个人的大脑活动，最重要的是，这种活动会带来什么样的情绪。

因此，休息的频率和持续时间需要根据具体情况进行调整。如果还是不确定的话，我建议上午每 1.5 个小时休息 10 分钟，午饭后则每小时休息 10 分钟。对有些人来说，这些休息时间听起来太多了，但是如果我们统计一下精神疲劳时我们随便翻翻手机用掉的时间，就会突然觉得没那么多了。这些休息时间还能使工作更有条理。把工作和休息完全分离开来，有利于注意力训练。后面我还会有详细的介绍。

再次，我们必须确保足够的睡眠。当我们睡觉时，前额叶皮层的神经元也在休息，补充神经递质储备，以备第二天所用。此外，前额叶皮层和其他区域的胶质细胞清除了神经活动对神经网络造成的损伤（前面提到的活动性神经毒性）。睡眠对神经发育至关重要，能使齿状回区域产生的新神经元融入神经网络，以使我们实现终身学习，获得新技能，保持思维敏捷。如果这还不足以让你认真对待睡眠的话，你要知道，睡眠对记忆来说至关重要，因为白天获得的信息在睡觉时会由海马体转化为长期记忆（这一过程称为记忆巩固）。

最后，如果我们用体育锻炼作为放松的手段，不仅能增加血液氧合，扩张血管，使神经元得到良好的滋养，还能增强大脑的可塑性。

对老鼠进行的实验表明，那些喜欢在迷宫和跑步机上运动的老鼠与懒惰的老鼠相比，脑源性神经营养因子（BDNF）水平明显更高。有意思的是，那些被逼着以不喜欢的方式运动的老鼠的脑源性神经营养因子并没有增加。

这说明只有自愿的愉快的体育活动才能改善大脑的可塑性。脑源性神经营养因子对形成新的神经网络必不可少，对学习、培养敏捷的思维和改变习惯等至关重要。

在为这些补充阶段创造时间方面，有些人可能首先要学会如何有效利用时间。我们完成基本任务的效率越高，就有越多的时间为前额叶皮层补充能量，使它优化以供进一步使用。

因此，这里有一个建议可能会对你有所帮助。你可以先写下现有的习惯清单，写下你一天（或者是一周）要做的每件事，然后看看哪些事可以组合在一起，这就是所谓的批量处理。例如，一周多次的日常采购可以归为一次，更好的办法是创建一个自动的每周杂货订单，这样就不用经常想着了。再看看列表中哪些事可以委托给其他人或是自动完成。

问问自己：列表中哪些事不是必须做的？如果你不断地在精神疲劳中挣扎，那么可以肯定的是，你需要把一天中要做的那些事精简到只保留那些最重要的。关键是要尽可能诚实地告诉自己哪些事情可以从清单中删除。

另外，看看你的待办事项中有多少任务要去完成。任务越多，前额叶皮层就越容易分心，这导致资源浪费，并使前额叶皮层产生更大的紧迫感和压力。我建议你每天开始的时候问问自己：今天最重要的事情是什么？如果可以的话，就从这件事开始。事情完成以后再问问自己：我今天要做的第二重要的事是什么？这样的话，把每天要做的事按照优先级排序一个个地处理，而不是同时去处理，这对前额叶皮层的干扰要小得多，也会减少造成拖延的机会。

## 如何把信息转化为长期记忆

现在让我们来看看如何将信息转化为长期记忆。记忆分不同种类，每种记忆都由不同的大脑区域编码。我们存储下来并能按需检索的信息（这种信息对测验有用）称为外显记忆或陈述性记忆。

外显记忆包括两种类型：一种是语义记忆或事实记忆，如记住各国首都、足球运动员的名字或电影台词；另一种是情节记忆，使我们能够回忆自己或他人生活中的事件（包括电影或书籍情节以及社会中的重大事件）。这两种记忆由大脑的不同部分编码，颞叶负责语义记忆，而前额叶皮层、海马体和海马旁皮质对情节记忆至关重要。

内隐记忆又称非陈述性记忆，包括程序记忆、条件反射和启动记忆。程序记忆能够帮我们获得技能，如学习开车或演奏乐器，并形成习惯性行为模式，如饿了就打开冰箱，或是不用刻意去想也知道上班的路怎么走。基底神经节、小脑和部分运动皮层对这些运动类学习的自动化至关重要。

条件反射可分为两类：一是小脑支配的经典条件反射，比如我们听到厨房里盘子的叮当声会流口水；二是杏仁核支配的情绪条件反射，比如看到蛇、坐飞机或想到过去的创伤时产生的自动情绪反应。

启动记忆如给课文填空，或是拥有根据我们过去经常正确地读单词的经验来读下面这段混乱文本的能力——"一个句子里的词单序顺并不要紧，只要第一个词单和第二个词单都在确正的位置即可。其他的词单完全可以七乱糟八，不影响阅读。这是为因我们的大脑不是一个词单一个词单来读，而是读整话句的"。

我过去在学校教神经科学时，问学生：你擅长哪种类型的记忆？起初，这个问题让他们感到困惑，因为我们已经习惯于根据外显记忆来评估我们的记忆能力。然而，其他类型的记忆对我们的效能和表现也至关重要。

因此，如果有时间，对你不同类型的记忆做出反思并评估一下——只对你在每种类型记忆中的表现进行自我评估，并从1分到10分打出分数。或者你也可以问问自己是如何使用不同类型的记忆来帮助自己表现的。

想一想你想要系统地训练、提高哪种类型的记忆。举个例子，我正在通过寻找新的练习机会来训练我的程序记忆——在狭窄的地方停车、攀岩、从我丈夫那里学习脊椎按摩治疗技术、学习钢琴等。我的情节记忆很好，比如我能清晰地回忆起丈夫向我展示如何通过侧卧来调整下背部，或者我婆婆如何把车完美地停在一个很小的空间里。

记忆的另一个方面是注意力。我们经常被各种各样的感官信息所包围：气味、声音、触觉和视觉刺激。然而，我们真正关注的只是其中的一小部分。这些输入到我们的感官记忆，也只能持续几分之一秒。但是，我们关注的那些感觉信息可以进入到下一个阶段，变成短期记忆，没有关注的那些信息就都丢掉了。

短期记忆在外显记忆类型中也叫工作记忆，它只能保存信息长达 15—30 秒。我们可以利用这短暂的时间做一些事情，比如记住某人的电话号码，以便输入到手机联系人中。但是，我们可以通过重复（例如，在脑子里多重复几遍一个电话号码，或者重复某个外语单词的发音）或多次接触（例如，听歌多听几遍来记住歌词，或者一个句子多读几遍来记住单词）来延长记忆时长。

如果我们采取一些更复杂的方法来记忆，比如分组、找到数字的规律、编个顺口溜等，就可以把它们变成长期记忆。只有我们真正关注、充分重复或赋予意义的信息才能进入到下一阶段，也就是长期记忆。

正如我前面提到的，被称为海马体的大脑结构对于将信息从短期记忆转换为长期记忆至关重要，尤其在我们睡觉或休息的时候。对于储存在神经网络中的信息，把它们编码，需要通过神经元之间连接（称为突触）的物理变化来实现。这一过程被称作长时程增强（LTP）。我们重复的次数越多，这些突触所经历的长时程增强就越多，后续的网络就更强大、更健壮。

随着时间的推移，一些信息逐渐消失——我们称之为遗忘——这也是记忆的一个重要组成部分。大脑只想储存相关的东西，而把不重要的事实排除在外，给新的记忆编码留出空间。为了填补记忆中的空白，大脑会根据情境用看似合理的部分填充缺失的信息。假设你参加过很多生日派对，可能不记得你在朱莉娅 18 岁的生日派对上吃了什么，但是你的大脑会用其他生日的记忆来填补这些缺失，像蛋糕、香肠卷、水果等。

此外，令人难以置信的是，我们可以用令人信服的故事在别人身上植入虚假记忆，特别是在他们记不太清楚的时期，比如幼儿时期。我们重复的次数越多，关注的程度越高，建立的大脑网络就越强大，拥有的记忆也就越可靠。

接下来，我们来看看不同类型的注意力，并介绍一些训练注意力的实用工具。

## 如何培养多任务处理和注意力训练

注意力广度是拥有敏锐表现、高效能和良好记忆力的一个重要组成部分。我们在工作记忆中专注的项目一般为 4—7 个，超过了就会造成认知负荷，这就决定了我们实际上不可能真正地同时处理多个任务。

当我们同时处理多个任务时，其实是在不断地将注意力从一直在做的任务转移到其他任务再转移回来，这叫顺序处理。虽然切换速度非常快，只有几分之一秒，但是如果我们一直这样做，就可能会浪费掉惊人的时间。我们不断切换的任务越多，浪费的时间就越多。

例如，当我们专注于一项任务时（比如写这一章），获得的工作效能是 100%，当我们专注于两项任务时（比如加上为即将到来的研讨会制作幻灯片），每个任务获得 40% 的工作时间，那么就有 20% 的时间在任务转换时浪费掉了。让我们继续，加上第三项任务，比如回复电子邮件，那么每项任务的效能就只有 20%，这意味着写完这一章需要 5 倍的时间，有 40% 的时间浪费在任务切换上。

当然我们还可以继续，道理其实很简单：关注的任务越多，浪费的时间就越多。此外，即使只在两项任务之间切换，我们犯错的可能性也要高出 2 倍，不管是以字母为基础的任务，如阅读、写作、查找拼写错误，还是以数字为基础的任务，如做会计工作、家庭理财、辅导孩子做数学作业。

因此，为了表现出色并富有成效，我们首先需要训练注意力的广度。在我们的大脑中有两种不同的注意力系统：一是背侧注意力系统，也称为自上而下的注意力系统，它关注我们的内部思想；二是腹侧注意力系统，也称为自下而上的注意力系统，它确保我们与周围发生的事情保持协调一致。

不用说，这两个系统不管是过去还是现在，对我们个体的生存和物种的生存来说都是至关重要的。以狩猎采集为生的人需要不断注意周围环境中潜在的危险，同时牢记自己想要实现的目标（比如猎到一只鹿），并在两者之间不停切换。我们开车时也是一样。腹侧注意力系统确保我们知道自己在路上的位置以及其他司机的动作，但是背侧注意力系统不会让我们在这些方面太过分神，会把注意力转回到我们的目的地以及我们要走的道路上。

同样，当我写这一章时，我的背侧注意力系统让我专注于写作，这对于完成任何工作都是至关重要的。但是，我的注意力还是要时不时地转向腹侧注意力系统，一会儿担心厨房里着火了，一会儿担心女儿醒来哭得眼泪汪汪。

这两个系统之间类似这样的转换也会影响我们的表现，特别是完全沉浸于其中一个系统时。想象一下，你正在为你们公司设计徽标。你相当兴奋，花了好几个小时看图，被矢量图形软件（Adobe Illustrator）快折磨疯了。在这么投入的情况下，你根本就没意识到这整个工作日都过去了。如果你明天没有研讨会，那也不会有什么问题。当然，一个漂亮的徽标可能有助于在幻灯片上更好地代表你的公司。然而，你现在有了这个标志，还没有具体内容……

除此之外，你这一整天没吃没喝，所以现在非常情绪化（要知道，缺乏营养和过度使用前额叶皮层很可能会让你转向哺乳脑主导的思维），还头痛。更糟糕的是，你上楼去拿些吃的，冲着你的伴侣发了几句牢骚，搞得他／她现在很不高兴。造成这一切的原因就是只关注一件事，在背侧注意力系统中迷失了方向，同时前额叶皮层损耗过大。

让我们来看看另一种场景。你坐下来准备开始工作，但外面有几只漂亮的鸟，你盯着它们看了一会儿。然后你觉得有点儿饿，去给自己做了一个奶酪三明治。你又坐下来准备开始写作，但随后，奇怪的是，你又觉得有点儿呆滞、有点儿困，所以去喝了一杯浓咖啡。

随着咖啡因在血液中流动，你有一种紧迫感和轻微的焦虑感（正如我们在第二章中讨论的，我们的情绪状态可以根据身体状态进行调整，特别是咖啡因引起的心率变化），所以你决定去查一下电子邮件，说不定有人在拼命地想联系你呢。结果，你发现有一堆的电子邮件等着你，只好一一查收、回复。

然后你又意识到要去趟卫生间，这就有机会在那里浏览一下社交媒体（老实说，大多数人在上厕所的时候都会用手机）。看到新闻提要，你发现你没有跟上当前的新闻热点，于是赶紧开始补补。接着你又意识到你该去看孩子了或者要准备做晚饭了。那么我们来看看，你今天做了多少富有成效的工作？

我知道要找到正确的平衡确实很困难，我们总是能找到各种各样的理由。比如，为什么要做其他所有的工作？为什么设计一个完美的徽标很重要？但是，老实说，你想完成你给客户准备的演示文件吗？

如果答案是肯定的，那我就来与你分享一下注意力训练中最有用的技巧之一，它被称作番茄工作法（顺便说一句，如果答案是否定的，也请继续阅读，因为在此之后我们还要讨论动机和拖延）。这种时间和注意力的管理技巧是由意大利的培训讲师弗朗西斯科·西里洛（Francesco Cirillo，2016）提出的，以一种美味的意大利沙拉命名，其中切片的番茄上点缀着马苏里拉奶酪片。

番茄片代表你专注于某一项任务的时间间隔，而马苏里拉奶酪片则代表着无组织的工作时间或休息时间，那时候你可以想做什么就做什么。这种方法既可以帮助那些过于专注于某项任务的人，也可以帮助那些很难将注意力集中在某项任务上的人。任务的持续时间可以根据任务难度、个人当前的注意力广度以及身心状态来确定，因此，如果我真的很累或情绪低落，就每工作10—15分钟休息一会儿。

写博士论文的时候，我会在早上喝咖啡后直接去写上45分钟（在那之前我不查看电子邮件，也不冲澡），然后我会利用之后15分钟的休息时间快速冲个澡，穿好衣服。在那之后，我会再写45分钟，如果顺利完成，我就奖励自己30分钟的休息时间来查看电子邮件，或者去街角的商店买午饭所需的食材。我一天至少要用两个这样的时间段来写作，然后就可以继续去完成其他所有的任务。

对于其中有些任务，我用番茄工作法去完成，还有一些任务不用番茄工作法。不要太严格，否则会给自己造成太大的压力。如果设定的工作时间段稍短（比如 25 分钟），那就多设几个时间段。重要的是，你要把任务分割成一个个可以管理的小块，并准备好完成任务所需的一切，这样就可以在番茄工作时间段只关注任务本身。例如，我会将我正在写的这一章分成几个小节，然后将每个小节进一步分成更小的主题，作为一个个单独的任务来完成。每一个小节通常要用上我两个或是三个 45 分钟的番茄时间段来完成。

此外，专注于写作所花费的时间，而不是看具体的字数或任务完成的程度，让我感到相当自由，也更符合我的前额叶皮层状态。有时候，我可以在这两个番茄时间段写很多，有时候却写得不太多，但是，只要我在设定的时间内只专注于写作那一项任务，就仍然算是成功。

当工作时间结束（请确保打开计时器，因为我们对时间的感知不准确），即使你差一点就完成任务，也要确保休息。休息的时候想做什么就做什么，休息后再继续。休息的自由时间对于恢复前额叶皮层和避免所谓的自我耗竭至关重要。如果我们对自己的工作程序要求太严格，就会经历这种耗竭，会损耗我们的前额叶皮层，让神经胶质细胞没有机会清除在活动阶段产生的混乱的神经递质。

当然，要学会使用番茄工作法，首先需要有完成任务的动机。现在就让我们来看看提高效能的动机问题。

## 提高动机的关键是激活大脑奖赏系统

不用说，要完成某项任务，很重要的一点是要有强烈的愿望去做这件事，尤其对于那些需要持续努力和不断排除困难去做的任务。如果看不到做这件事的意义，就坚持不下去，会找到无数个无法实现的理由，坦率地说，觉得做了也没什么用处。这个想法对我们的工作、个人生活和自由时间都适用。

因此，为了让我们感到有动力，我们从事的活动必须去"挠"大脑的奖赏中枢。奖赏中枢是哺乳脑复合体的一部分，由腹侧被盖区和伏隔核组成。腹侧被盖区检测潜在的快感，伏隔核接收来自腹侧被盖区的多巴胺后，产生愉悦感、动机和快感。与杏仁核类似，奖赏中枢也会产生注意力偏差，但这一次是由能带来积极体验的事物引起的，如美味的零食、有趣的电影、吸引我们的人。

总之，是过去给我们带来了愉悦的那些场景。有趣的是，在结果不确定的情况下，我们会得到更多的多巴胺，因此，更具挑战性的项目或无法预测的情况能给我们带来更大的奖赏。

正如我们之前所讨论的，腹侧被盖区还与前额叶皮层相连，前额叶皮层可以调节决策、控制注意力，但在追求强烈欲望的过程中，会暂时失去理性思维的能力（如果你在性冲动时做出过愚蠢的选择，现在应该知道是大脑的哪些连接在推波助澜）。

当然，这种连接是双向的，我们的想法本身也能引起愉悦感。只需闭上眼睛，回忆或是想象你生活中最美好的一天，你就可以有这种体验。

当我们谈论动机时，有一点很有用，那就是我们对任务重要性的感知会影响我们做这个任务的享受程度。如果我要按照自己的最高价值观去做一些对我来说不重要的事情，比如跟上政治潮流，那么就算是意图再好，我也会很难找到时间去做。真正去做的时候，我的注意力也会转移，无法轻松地保留信息。但如果我被邀请参加一个关于当前政治形势如何影响人们心理健康的神经科学研讨会，会突然变得更有动力，因为这才符合我的最高价值观。

鉴于我们有能力通过前额叶皮层来改变感知，让我们找一些可能不太有动力去做的事情，比如在我任教的大学里批改学生论文。通过将这项任务与我的最高价值观联系起来，完全可以提高我完成这项任务的动机。我发现的联系越多，在完成这项任务时从内部获得的激励就越多。那么，批改学生论文能给我的最高价值观带来什么好处呢？

◆ 如果我能高效地批改学生的论文，就可以有更多的时间和埃米利娅在一起。

◆ 做好我在大学的工作（批改论文是其中的一部分）意味着我更有可能获得一个永久职位，家庭的财务状况就会趋于稳定。

◆ 如果财务状况稳定，马修就不用那么辛苦地工作，这样他就可以有更多的时间和埃米利娅在一起，带她进行让人兴奋的户外冒险。

◆ 拥有更稳定的财务状况使我们能够给埃米利娅提供更好的教育。

◆ 有更稳定的收入意味着我终于可以给马修买他梦寐以求的手表作为下一个结婚周年纪念礼物。

◆ 如果我能高效地批改学生的论文，就有更多的时间给学生设计引人入胜、内容丰富的讲座。

◆ 通过给学生提供宝贵的论文写作反馈，我会在他们的学习旅程中帮他们一把，也许他们中就有人会选择跟着我继续做他们的硕士或博士论文。

◆ 拥有一支由优秀的理学硕士和博士组成的团队，我可能会在人际关系方面进行有意义的应用神经科学研究实验，还可以就此写第二本书。

◆ 做好我的工作（批改论文是其中的一部分）意味着我可以在职业生涯中晋升为高级讲师，然后是准教授，甚至是教授，这将提高我将来写书的能力。

◆ 拥有出色的学术生涯，我可能会激励埃米利娅找到一份对她来说同样有意义的职业。

我可以继续列这个清单，将批改学生论文与更多对我来说有意义的事情联系起来：做一个好妈妈，做一个好妻子，拥有一个幸福的家庭，做有趣的研究，发表有影响力的演讲，写书帮助人们实现有意义的改变，帮助人们了解和发展他们的思维，等等。如果你有一项重要的任务但又不想去做，我建议你列一个清单，写出完成这项任务的好处。或者你可以更进一步，再列一个清单，写出不完成这项任务给你生活中那些重要的领域带来的负面后果。我的清单如下所示：

◆ 我将丢掉讲师的工作，无法再创作、发表有影响力的演讲，也无法与学生分享我对学习的热爱。

◆ 我会为埃米利娅树立一个坏榜样。

◆ 马修要更加拼命工作，这可能会给他带来健康问题。

◆ 马修工作那么努力，就无法经常陪着埃米利娅，埃米利娅将在父亲形象缺失的环境中长大，转而寻求与比自己年龄大的男人建立关系（哦，不！那太可怕了）。

◆ 当出现拖延症状时，我无法实践我在这本书中所倡导的那些做法，这会让我感到内疚，我就会开始拖延写这本书。

◆ 因为拖延造成了延误，出版商会取消他们与我的合同，我之前的所有工作就都功亏一篑了。

正如大家所看到的，我以哺乳脑能够理解的方式放大了拖延的影响，从而导致了一种单向运动——归根结底还是要去批改该死的论文！好吧，想到这一点，我还是先去批上 5 份，批完再回来。

## 6 种拖延症和对应解决方案

在我的研讨会上，经常有人问，拖延是不是总是由缺乏动力引起的。虽然有时确实如此，但是拖延的原因可能要更加多样。拖延遵循我们在第一章讨论过的相同的习惯回路。它从一个引发拖延的诱因开始，然后是一个行动（可以是除了任务之外的任何事情），接着得到奖赏，最后暂时忘掉任务。

最常见的诱因有缺乏动力、对任务不知所措、不知道从哪里开始（特别是像写书、写论文、做年度报表、装修房子等长期任务）、害怕失败（也有一些作者谈到害怕成功）、害怕改变或是害怕未知的将来（拿到学位以后要干什么？不清楚，那就干脆多读几年）。根据不同的诱因和拖延习惯所满足的不同需求，我们可以将拖延者分为 6 组，针对每种拖延者的解决方案略有不同。

此外，别忘了，每个习惯都会满足一些需求，主要包括：安全、重要性、爱 / 联系、多样化、成长和超越自我的贡献。前3 种需求可以称为哺乳脑的需求，因为它们的重要作用是让大脑中古老的中枢感到平静和安全。如果这些需求得不到充分的满足，我们的表现就往往不够理性，这并不奇怪 —— 哺乳脑本来就不理性。

如果我们因为以某种荒谬的方式拖延而感到很蠢，并且似乎不受控制，那就说明是哺乳脑在作祟。因此，我们需要确定诱因到底是什么，我们的拖延满足了什么需求，有什么其他更好的方式来满足这些需求。这适用于所有 6 种类型的拖延者，所以让我们开始吧。

## 1. 完美型拖延者

这种类型的人希望结果一切完美。这种完美通常满足安全和重要性的需要。然而，有时候，人的时间、精力和人体生理都有极限，完美主义者给自己设定的期望往往难以实现。不用说，这打击了完美主义者，触发哺乳脑做出反应 —— 逃避任务。

为了解决这个问题，完美主义者需要以不同的方式来满足安全和重要性的需要。有一种方法可以帮助完美主义者，那就是我们之前讨论过的番茄工作法。我们在某项任务上花费一段明确的时间，然后休息一下，这可以把注意力从完美的结果转移到花费的时间上。此外，休息一下能让许多人保持洞察力，不被细节左右。完美主义者要学会为完成任务而庆祝，而不只是追求完美。

我写这本书的时候，一直到写完所有章节的初稿以后才开始编辑。我运用现有的知识储备，每天坚持写 1000 多个字，写完整个草稿，然后再进行润色和编辑。这样做是为了不让我把大量的时间花在重写、编辑文本、查资料、做研究等方面，否则我就会心生厌烦，不想写了。

因此，一般情况下，先专注于完成一份不完美的草稿，然后对其进行优化，这样会有助于解决完美主义者的拖延问题。

## 2. 焦虑型拖延者

这种类型的人主要寻求安全。这种类型的拖延者本身自尊感较低，因此很容易被各种恐惧引起拖延：害怕失败、害怕成功、害怕改变、害怕未知、害怕判断/批评等。这些恐惧很容易触发杏仁核，形成不合理的习惯，引发所谓的安全行为，如吃甜食、与同事交谈、吸烟、喝酒、看电视、浏览社交媒体。

随着完成任务的时间越来越短，压力越来越大，杏仁核更倾向于逃避行为，因此常常导致恶性循环。有几种做法可以帮助焦虑型拖延者，比如成立一个支持团队获得更多的安全感，找一个私人教练来处理潜在的自尊问题，进行冥想、锻炼，或者用其他减压技巧让杏仁核平静下来。

番茄工作法对这类拖延者也很有用，因为它的关注点不在于结果。但是，危险的是，在执行任务阶段，焦虑者很容易因为没有坚持完成任务而自责，所以在开始之前先需要想方设法让杏仁核平静下来。

### 3. 梦想型拖延者

这种类型的人追求自由和多样性。如果任务单调，尤其是需要长时间的持续工作，他们就会很容易感到无聊，也很容易分心。这些梦想型拖延者有强烈的乐观偏差——他们往往低估完成任务需要的时间，同时高估自己的能力。这会导致定下不切实际的目标，并且不可避免地无法实现这些目标。随着失败的积累，他们对完成任务产生了抵触心理，剩下的时间越来越短，积累的工作越来越多，这让他们感到越来越难以承受。

梦想型拖延者在拥有良好的问责制的情况下才能取得最大的成就，因此我每周与我的一位博士生通 30 分钟电话，讨论她在这一周取得的成就，并为下周设定目标。绩效指导可以将一个较大的任务分解为若干可以操控的小任务，并制定合理的时间表，因此也很有帮助。

此外，梦想型拖延者也可以从了解自己的真实表现中获益匪浅。如果你的目标是本周给 30 位潜在客户打电话，你先问问自己上周实际联系了几位客户。如果是 3 位，那么本周的最高目标只能是 4 位，不然不切实际的目标只会让你陷入同样的陷阱。如果你想每天在博客上写 1000 个字，问问自己你目前每天写多少。如果是 100 个字，那么 1000 个字就是一个荒谬的目标。现实的目标是每次多写 5 分钟，如果能做到这一点，短暂休息后可以再加上 5 分钟。

### 4. 抗拒型拖延者

这种类型的人有强烈的认同感，他们拒绝做任何不符合他们价值观的事情。他们我行我素，从中获得价值，因此他们首先需要看到完成某项任务的意义。要实现这一点，可以采取我们前面讨论过的练习——写下 50 个这项任务能给你的最高价值观带来的好处，再写下 50 个不做这项任务给你的最高价值观带来的负面后果。

这通常有助于抗拒型拖延者摆脱困境，但在某些情况下，尤其是这种行为与人在婴幼儿时期和看护者之间的互动相关时，则需要更深入的内心工作（我们将在第八章对此进行更详细的讨论），这就需要借助于治疗或生活指导课程了。

### 5. 危机制造型拖延者

这种类型的人很容易厌倦，因此需要不断的刺激来感受活力。他们通常对多样性和低多巴胺水平有很大的需求（不管是否做出诊断，有些人可能患有注意力缺陷障碍症），因此需要一种紧迫感让他们有所感觉。可以在他们的生活中加入一些多巴胺诱导活动（如攀岩或骑山地自行车等刺激性运动），以帮助他们提高多巴胺水平。

此外，设定适度的截止期限、与团队合作尤其是承担较大的责任，也会有所帮助。其他活动，如冥想、瑜伽和正念，也可以适度地提高多巴胺水平，让大脑工作的步调变慢。如果这些寻求刺激的行为是为了逃离挥之不去的情绪，那么这些活动也会有所帮助。不用说，如果过去的经历引起了强烈的逃避情绪，可能也需要具有相关资质的治疗师来指导更深入的内心工作。

## 6. 透支型拖延者

这种类型的人非常重视帮助他人。他们接下任务，从不说不，以此满足联系、安全和重要性的需要。既然这个习惯能满足这么多需求，那么要改变它确实有难度。在开始之前，我们先考虑一下，有没有其他方式来满足这种联系的需要。比如，找到那些不会趁机利用这种特质的人，多些与家人和朋友在一起的时间，拥有一个好的支持团队。

第二步是学会优先排序和委托别人。史蒂芬·柯维在其著作《高效能人士的七个习惯》(*The Seven Habits of Highly Effective People*)(Stephen Covey，2020)中讨论了四象限法，我们拿过来用在这里非常方便。取一张纸，画两条相互交叉的直线，形成4个象限。写下我们要做的所有任务，并根据重要性和紧迫性两个指标对每项任务进行评分（1—10分）。

将所有重要和紧急的任务放在右上象限（第一象限），将重要但不紧急的任务放在左上象限（第二象限），这两个象限里的任务都是我们要集中精力和时间去做的。左下象限（第三象限）里是那些不重要但非常紧急的任务，这些任务往往分散了我们的注意力，因此，我们必须先确保第一象限和第二象限的任务完成以后再来处理这些任务。右下象限（第四象限）里的任务既不重要也不紧急，我们就要学会放手。透支型拖延者还需要学会说不，把任务委托给别人。第四象限里的任务可以给我们提供一个完美的安全基础，让我们慢慢学会这样去做。

## 小结

为了使我们的效能发生持久的变化，我们需要记住以下几点：

（1）让我们的前额叶皮层自我补充能量是很重要的。经常休息、保持良好的睡眠习惯、吃有营养的食物、进行喜欢的体育锻炼等，都能给前额叶皮层的神经元一个恢复的机会，增强大脑可塑性，创造敏捷的思维，使我们集中注意力并改善记忆。

（2）为了提高记忆力，我们需要全神贯注，并确保事后好好休息。

（3）大脑包含两个不同的注意力系统：目标驱动的背侧系统和刺激驱动的腹侧系统。这两个系统之间的良好平衡是可持续效能所必需的。

（4）同时处理多个任务会消耗大脑能量，浪费时间，影响我们的表现，所以需要训练我们的大脑一次只专注于一件事情。

这可以通过定期使用番茄工作法来实现。

（5）如果存在影响哺乳脑的强烈诱因，如缺乏确定性、缺乏支持、存在任何根深蒂固的恐惧等，都会引发拖延，这是大脑的一种自然反应方式。拖延会满足不同的需求，因此识别这些需求并以更好的方式来满足它们就能减少拖延的倾向。

# 第五章
## 改变你的脑健康

**在本章你将会学到：**

- 什么是大脑化学物质，它如何影响我们的感觉。

- 良好的表现、注意力和大脑"关机"能力需要什么样的
  大脑化学物质。

- 慢性压力如何影响大脑可塑性、大脑化学物质和我们的
  表现。

- 为什么我们需要睡眠，如果长期睡眠不足会发生什么。

- 肠道健康如何影响我们大脑的化学物质和脑健康。

到目前为止，我相信大多数人至少在理论上知道如何照顾好自己的身体。但是，怎样才能照顾好我们的大脑呢？它可是所有的生命经历从开始到结束所必不可少的器官。在本章中，我将介绍哪些条件有助于大脑发挥最佳功能，哪些条件又对大脑有害。

大脑中的神经元以两种语言相互"交谈"，一种是叫作神经脉冲的电子讯息；另一种是叫作神经递质的化学分子，它们有助于弥合神经元之间的空隙。人脑中有大约 60 种不同的神经递质，每种递质的功能略有不同。这些神经递质之间的平衡非常微妙，会根据我们的习惯爱好、吃的食物、受到的压力、睡眠时间长短、情绪状态等不断变化。在这一章中，我们将了解这些神经递质，学习如何使它们保持平衡，确保我们能够拥有平静、敏锐的头脑，减少沮丧、焦虑、疲惫、表现不佳的可能性。

# 带来美好心情的神经递质

神经元不是直接连接在一起的，它们之间总是有一个很小的间隙，叫作突触间隙。神经元用来给信息编码的电脉冲无法通过这些间隙，就像手机如果没有正确地插入电源就无法充电一样。信息只好通过那些叫作神经递质的化学分子来传递。不同的神经递质具有不同的功能，但它们之间的平衡最终决定了我们的情绪、注意力广度、记忆力甚至体力。那就让我们先来看看下面 3 种主要神经递质的作用，然后再看看它们是如何通过相互作用让我们在日常生活中感受和表现的。

## 血清素

5- 羟色胺，也叫血清素，对保持良好的情绪、获得充足的睡眠、解决疼痛等至关重要，使我们总体上对生活感觉良好。这种神经递质的水平在一天中会发生变化 —— 上午较高，下午会下降。

睡眠能使血清素水平得到补充，使其循环继续。如果睡眠不足，这一过程就会受到干扰。但是，要想拥有良好的睡眠，就必须保证适量的血清素，因为血清素水平过低会导致失眠，失眠就无法使血清素得到补充。这样我们就陷入自相矛盾的境地。

因为我们不能真正进入人的大脑直接测量神经递质水平，通常就只能依靠剩余的被称为代谢物的神经递质间接测量。通过这种方法，我们可以看出抑郁症与低血清素代谢物水平之间的联系，因为这往往意味着血清素水平可能很低。此外，现代治疗抑郁症的药物被称为血清素再摄取抑制剂（SRIs），作用是使现有的血清素在突触中能持续更长时间。

有趣的是，罗伯特·萨波尔斯基博士（Dr Robert Sapolsky，2018）发现，狒狒的血清素水平随地位而变化，地位较高的雄性狒狒血清素水平明显更高，因而姿态更有主导性，行为也更自信。我们可以通过不同的身体练习来提高血清素水平，例如，花点儿时间享受大自然，进行身体接触，练习正念和感恩，参与谈话疗法，等等。毫无疑问，抑郁症患者经常被鼓励去做这些事情。

然而，这又是一个矛盾的地方。一方面，我们需要相当水平的血清素来激励自己去做这些事情；另一方面，就算有可能，人在极度抑郁的状态下要开始这些活动也是非常困难的。

不过，有一点很有启发，那就是当我们状态不错的时候，要经常定期进行这些练习，让这些促进健康的习惯变成我们的第二天性。这样当我们情绪低落时（不幸的是，我们总会有某个情绪低落的时候），即使感觉不好，做起来也更容易些。

## 多巴胺

另一种对动机和生活热情至关重要的神经递质是多巴胺。当我们享用一顿美味的午餐、观看一部令人愉快的电影、拿起电话打给一个好友时，多巴胺会从我们大脑奖赏中枢的突触中释放，使我们产生一种愉悦感。

多巴胺还能引发强烈的动机和欲望，使我们重复先前引起愉悦感的那些动作。当我们在期待一个奖赏，尤其是奖赏不确定时，多巴胺水平会增加，这就使我们容易被人际关系、令人兴奋的爱好、职业生活中的风险等各种刺激性的不确定所吸引。有很多东西可以劫持多巴胺系统，如消遣性药物、糖、咖啡因、社交媒体、拖延症等，这些都是能够诱发强烈快感让人很难停止的活动。

有关小白鼠的实验表明，如果小白鼠在按下杠杆后，它们大脑中的奖赏中枢（伏隔核）受到一股小电流的刺激，大脑就会分泌大量多巴胺，从而产生压倒一切的快感。既然这种快感比它们经历过的任何事情带来的感觉都要强烈得多，它们就会不停地按下杠杆，其他的事情就不管不顾了。如果任由它们自己去做，它们就会不断地按下杠杆电击自己，从而分泌大量的引发快感的多巴胺，完全忘了喝水、吃饭甚至交配，最后饿死。

在癫痫患者身上也出现了同样的情况。为了应对癫痫发作，外科医生给他们进行脑部手术，他们同意在手术期间将电极插入伏隔核。当医生刺激他们的伏隔核时，患者感受到一种巨大的愉悦感，希望一次又一次地重复这种愉悦感，最终他们对其他任何东西都失去了兴趣。然后，医生取出电极，过了一段时间，他们就恢复了正常生活。

　　这就证明了诱导多巴胺的活动和物质非常强大，能让我们产生重复这些行为的冲动，即使我们知道这对健康十分有害。这不是一个有意识的过程，因此我们很难主动停止这些行为（物质或活动诱导产生的多巴胺刺激越大，就越难停止）。

　　其实，为了激发多巴胺分泌，可以用一些更具建设性的方法：完成待办清单上的事项，充实职业生涯，培养令人愉快的爱好，写下感恩清单，冥想，与积极向上的人在一起。

## 催产素

　　第三种能使人感觉良好的神经递质叫作催产素，它在拥有足够的可预测性和安全性的关系中能创造一种依恋、信任和爱的感觉，创造一种强烈的情感纽带。拥抱伴侣、孩子或其他亲人，抚摸宠物，在个人生活和工作中建立基于信任和接受的关系，等等，都会释放催产素。催产素带来一种幸福、放松和爱的感觉，使彼此之间的互动让人真心地感到愉快。

　　现在我们来看看现实生活中的这些情绪神经递质。为此，让我们再来看看安德鲁。还记得他吗？第一章里提到的那个朋友。安德鲁经过一晚上的熟睡，星期天早上又睡了会儿懒觉才醒。他在床上躺了几分钟，看着阳光透过半开的窗帘照进房间。他的大脑里目前血清素水平很高，这让他感觉心情很好（不是那种特别特别好，只是感到满足和开心）。

　　他不慌不忙地起床，和家人一起在开放式厨房吃早餐。他喝了一杯浓咖啡，吃的是带有新鲜草莓的麦片（你看，自第一章以来他已经改变了很多），这提高了他大脑中的多巴胺水平，给他带来愉悦感。他让 2 岁的儿子坐在他腿上，和坐在对面的妻子握着手。这种与他最亲近的人进行身体接触的行为会提高他的催产素水平，产生一种巨大的爱的感觉，并引发对他们的关心行为。

当然，这对安德鲁来说是个完美的早晨。然而，并不是每天早上都是这样，即使他已经很明显地改变了自己的习惯。为了充分了解这些情绪神经递质的作用，让我们回到之前的一周，看看另一幅完全不同的画面。

星期天早上，安德鲁 7 点 30 分醒来。他还是觉得很累，什么都不想做，只想躺在床上。但他的脑子里很乱，因为明天有一个重要的工作必须完成，他觉得完全没有准备。他感到内心空虚（血清素水平低），下床时心跳加速（这是肾上腺素的作用，我们稍后再讨论）。他拖着脚步来到厨房，喝了一杯浓咖啡，但一想到吃的就没胃口。他径直走进那间闲置的卧室兼办公室，茫然地盯着笔记本电脑屏幕。准备了几个小时的汇报演示以后，他更生气了，根本没有什么好的想法，还感觉迟钝、缺乏动力（因为多巴胺含量低）。听到隔壁房间传来的家人的声音，他感到自己追求的东西给他很大的压力，感到更孤单，被孤立了，他通常对家人满怀的爱意也感觉不到了（催产素低的缘故）。这确实是一个完全不同的星期天早晨！

# 促成优秀表现的神经递质

除了良好的情绪和动机外，我们还需要能够清晰地思考、记住事情、专注于任务，并抑制不必要的想法。这就是另外 3 种重要的神经递质 —— 谷氨酸、乙酰胆碱和 γ - 氨基丁酸（GABA）发挥作用的地方。

## 谷氨酸

谷氨酸是神经系统中最常见的兴奋性神经递质，具有广泛的功能。它对于任何执行性的功能都很重要，例如工作记忆、长期记忆、计划、注意力、说话、倾听以及几乎所有的精神活动（它是大脑中最普遍的"语言"，大约 90% 的神经元之间的突触都在用它）。有趣的是，当谷氨酸在突触中分泌时，会改变附近血管的血流，确保把更多富含氧气和葡萄糖的血液输送到需要的地方。换句话说，谷氨酸要确保努力工作的那些神经元有足够的营养和氧气来运作。

然而，奇怪的是，谷氨酸溢出也能杀死神经元，用术语来说，叫作谷氨酸兴奋性毒性，主要发生在脑外伤或缺血性中风的病例中。慢性谷氨酸兴奋性毒性也被认为是阿尔茨海默病和亨廷顿病等神经退行性疾病中神经元丢失的原因之一。

不过，目前还不清楚，健康个体的谷氨酸兴奋性毒性是不是由高智力活动引起的，如长时间工作或持续过度思考等。这个问题不好回答，因为正如我前面提到的，我们无法直接测量大脑中的神经递质水平。

可以肯定的是，谷氨酸引起的大量兴奋会造成思维混乱，使人从一个想法跳到另一个想法，无法专注于一项任务，想停下来也很难。

## 乙酰胆碱

另一种神经递质是乙酰胆碱，其作用是让大脑控制肌肉，因此它对任何形式的身体运动都很重要。此外，它是自主神经系统的一种主要神经递质，决定我们身体休息和恢复的时间以及应对危险的时间。但对这本书来说，更重要的是，它创造了警觉和单一关注的状态，这对身体表现和参与度至关重要。此外，它在记忆和学习中也起着重要作用。

这些都说明了我们为什么要保持良好水平的乙酰胆碱。乙酰胆碱也参与一些情绪反应，尤其是愤怒和攻击，因为它能重新分配大脑的能量资源，让我们高度警觉，专注于相关内容。最后，它对性唤起也很重要。因此，我们可以看出，乙酰胆碱的功能确实不少。

## γ-氨基丁酸（GABA）

另一种重要的神经递质是 γ-氨基丁酸（GABA）。这是一种抑制性神经递质，也就是说，它可以抑制神经元的活动。良

好的 γ-氨基丁酸水平对于减少过量的思考，以避免精神过载非常重要。它还能调节焦虑的程度，帮助我们看清事物，阻挡背景噪声，控制我们的动作。

γ-氨基丁酸缺乏的情况下，最明显的一个例子是癫痫发作，整个身体进入痉挛状态，大脑中涌现出大量的抑制不住的电活动。在健康的状态下，γ-氨基丁酸会减少这种情况，这样我们就会有精选的注意力和清晰的思想，并且可以控制我们的注意力和行动。

缺乏 γ-氨基丁酸会导致慢性焦虑、压力和失眠，并可能导致抑郁症（事实上，通过检查抑郁症患者的尿液，发现他们体内的 γ-氨基丁酸代谢物水平确实较低）。

我们和安德鲁一起回到他那个糟糕的早晨。他必须准备第二天的汇报演示，这种情况下，各种神经递质之间的不平衡对他很不利。一开始，适量的谷氨酸可以帮他记住待办的任务，建设性地评估接下来的步骤，并相应地做好一天的安排。

但是，由于睡眠不足和潜在的焦虑，他的谷氨酸水平开始升高，导致他不安、不耐烦、无法正常思考问题。早上刚开始的时候，他的 γ-氨基丁酸水平很高，足以帮助他专注于相关的工作，但是由于过度担忧，兴奋程度变高，γ-氨基丁酸就不能正常运行了。

焦虑越积越多，事情变得越来越糟，损害了安德鲁理性思考的能力，增加了他的反应。尽管乙酰胆碱一开始会帮助安德鲁产生高度的警觉，但很快就会使他烦躁易怒。

我们知道，接下来安德鲁就会陷入哺乳脑主导的感性思维的恶性循环，这使他既完不成任务，也不能和家人一起放松一下。那么怎样才能恢复神经递质之间的平衡呢？

首先，我们要增加安德鲁的 γ-氨基丁酸水平，来抑制不必要的思想来捣乱。低强度的体育锻炼，如散步、慢跑，尤其是瑜伽等都不错。正念练习、呼吸练习和其他的冥想练习也非常有用。但是，当我们处于过高的兴奋水平时，是几乎不可能进行这些练习的。

因此，安德鲁需要用 10 分钟的呼吸练习或冥想来开始他这一天。另外，工作 45 分钟以后，他可以休息 15 分钟，在花园里散散步，或者至少在房间里走走，让身体活动起来，打乱过度思考的过程。

如果安德鲁想要进入这种状态，他的饮食也要调整，避免含糖零食和饮料，限制咖啡因的摄入，吃富含谷氨酸的食物，如燕麦、香蕉、坚果、花椰菜、菠菜、土豆，还要补充镁。

如果他在睡前还是处于兴奋状态，影响睡眠质量，他可以喝一杯洋甘菊茶，或者喝杯水，里面加几滴西番莲精油或其他草药，如缬草根、香蜂草、木兰皮。

其次，安德鲁可以控制兴奋性神经递质的水平。多休息休息、做做呼吸活动或者体育锻炼，可以阻止含有谷氨酸的神经元过度兴奋。良好的睡眠也很重要，因为睡眠时突触会进行许多"修复"工作，这一点我们将在本章稍后讨论。

最后，我们可以通过锻炼和亲近大自然来控制乙酰胆碱的水平。

为了减少杏仁核思维的比重，我们需要做 3 件事。首先，我们需要抚慰杏仁核，这样它就不会起主导作用。我们可以通过呼吸练习、短暂的冥想或正念休息来做到这一点，比如露易丝·海的引导性冥想（油管网站上有很多这样的视频）。我们还可以与伴侣拥抱，与妈妈或亲密的、舒心的朋友通电话，只要是能帮助我们冷静下来的事情都可以。

其次，我们可以利用前额叶皮层的认知提问法使我们的杏仁核了解全局。我们可以通过以下问题来做到这一点：

◆ 可能发生的最坏情况是什么？

◆ 这项任务在全局中有多重要？

◆ 我在这项任务或最近的总体工作中有哪些做得好的地方？

◆ 导致这项任务没有按时完成的原因是什么？

◆ 我给自己制定的时间表现实吗？

◆ 我能否从这次经历中学到什么，以便将来能做出更好的规划？

◆ 保持现状的好处是什么？

其实，如果你当前的思想交流非常消极的话，这些问题只会让你更加恼火。因此，先来抚慰杏仁核是很重要的。

最后，通过关注过程让我们的前额叶皮层重新上线。要做到这一点，我们来看看以下这些问题：

◆ 我具体要做的任务是什么？

◆ 这项任务最重要的部分是什么？

◆ 需要采取哪些小步骤来完成这个任务？

◆ 完成第一步最有效的方法是什么？

一旦你进入了这种思维方式，你就可以用第四章"改变你的效能"中讨论到的观点，在要求的时间框架和现有的精力水平内尽可能地把事情做好。

## 如何管理大脑压力

那天早上，安德鲁因为准备不好工作中的一个汇报演示而感到恼火，他的大脑中产生了一种叫作去甲肾上腺素的神经递质，肾上腺产生了肾上腺素和皮质醇等激素。所有这些化学物质都需要在身体和大脑中重新分配能量，以便为我们在第二章中提到的或打架或逃跑的反应做好准备。

肾上腺素使心跳加快，呼吸变快变浅，这样我们的四肢才能有充足的富氧血液用来打架或逃跑。但是，这样一来，大脑中最聪明的区域，比如前额叶皮层，就得不到太多的能量了，而前额叶皮层是我们保持理性、同理心和创造性所必不可少的。

不用说，这种体内能量的分配改变了我们在压力状态下的工作能力。我们只能去做那些熟悉的明确的任务，但在创造性地解决不熟悉的问题、真正理解他人或者激发他人潜能方面则表现不佳。

皮质醇向肝脏发出信号，将糖原储存分解为葡萄糖，并准备大量能量供肌肉随时使用。此外，皮质醇降低了消化系统、大脑可塑性或免疫系统所消耗的能量，因为这些在紧急状态中都是非必要功能。

因此，可以想象，慢性压力产生的影响弊大于利。免疫系统功能低下使我们更容易感染，导致消化系统出现问题；大脑可塑性降低导致学习和认知功能受损。事实上，持续的压力甚至可以改变现有脑细胞的形态。慢性压力可以"修剪"前额叶皮层神经元的分支，使它们不易形成联系，从而损害认知功能。与此同时，杏仁核神经元的分支变得更加茂盛，使我们能更快地对危险做出反应，但同时也会产生消极的思维交流，在受到威胁期间，杏仁核会更强烈地劫持前额叶皮层。

### 如何在实践中管理压力

所以很明显，管理压力对于照顾大脑、完成任务来说非常重要。我们在第一章中讨论的所有那些传统建议都可以用来管理压力，比如设定现实的期望，在清晨或休息后开始新任务，经常休息，等等。不过，我们还有一件事情可以做。

对小白鼠的实验表明，环境中是否有足够的有意思的挑战能使我们的大脑化学成分和压力水平发生显著变化。在弗雷德·盖奇（Fred Gage）的实验里（van Praag et al., 2000），小白鼠被放在两个大盒子里——一个盒子里只有水和食物，另一个盒子里有很多隧道、球和轮子可以用来奔跑和玩耍。

那些幸运地被放在有趣的盒子（称为丰富环境）里的小白鼠总是不闲着，到处跑，和同伴一起玩耍。在无聊的盒子（称为标准环境）里的小白鼠则变得越来越不活跃，开始生闷气，和同伴没有太多互动，并且对周围的任何压力都非常敏感。

这两个盒子里的小白鼠不仅有着截然不同的经历，它们的表现也开始出现差异。处在丰富环境中的小白鼠的大脑可塑性增强，从而提高了其认知能力，降低了压力水平。相反，处在标准环境中的小白鼠的大脑可塑性开始下降，导致其认知评估能力下降，压力增加。即使在单个神经元的水平上，这些差异也很明显。

那些开心玩乐的小白鼠的前额叶皮层神经元非常丰富，与其他细胞形成大量突触；对那些无聊的小白鼠来说，它们的前额叶皮层神经元几乎没有出现分支，这就不太适合加入神经网络系统。

那么我们能从这个实验中学到什么呢？首先，要当心无聊！如果你发现自己的工作或生活总体上平淡乏味，那么就去寻找挑战、刺激。开始一项新事业，学习一门外语，改变职业，学习神经科学，争取一个有意义的晋升，这些都可以。在你的价值清单上，什么是最重要的，就去做吧。

当然，我知道，你可能会想出很多借口，毕竟我们的时间、金钱和精力都有限。但奇怪的是，你做的事情越让你兴奋，越有意义，你感到的压力就越低，认知能力也就越强，在同样的时间内你就可以完成更多的事情。

另一种消除压力的方式是旅行（当然，如果你不喜欢，也不用非去不可，只要把时间花在有意义的爱好上就行了）。锻炼，享受大自然，特别是晚上睡个好觉，这些做法也能帮我们管控好压力水平。接下来我就要讨论睡觉的问题。

## 如何通过科学睡眠提升脑健康

健康的大脑功能所需的另一个要素是充足的睡眠。睡眠过程中会发生很多事情。睡眠时，前额叶皮层和新皮层的许多中枢在休息，而哺乳脑中的杏仁核和海马体（大脑中对长期记忆至关重要的部分）在处理当天的事件。我们白天大量使用的大脑中枢利用睡觉的时间来休息和恢复，尤其是每一天都在用的前额叶皮层。神经元里也都装配好了神经递质，供第二天使用；受损的细胞也要么被清除，要么被修好了。

其实，在我们睡觉时，为了确保敏锐的认知能力，发生了很多事情。首先，海马体把我们当天遇到的信息浏览一遍，从中选出一些值得长期保存的信息。这个过程称为记忆巩固。如果海马体没有巩固记忆，我们就会失去白天学到的一切东西。

当我们检查海马体受损的患者（在电影《记忆碎片》中也有很好的描述），会发现这种短暂的蝴蝶般的记忆很明显。马修·沃克教授（Professor Matthew Walker，2018）也已经证实，充足的 8 小时睡眠可以让我们的大脑为第二天的高效学习做好准备。在他的实验中，睡眠被剥夺的那一组受试者能消化吸收的知识只是休息良好的那一组的 40%。

正是由于这个原因，美国有些学校早上推迟 1 小时到校，学生在考试中的平均成绩显著提高。另外，在这些学校，年轻人因车祸而导致的死亡率也显著降低。事实上，到目前为止，睡眠不足是开车中最常见的风险因素。

如果我们想对一个问题提出创造性的解决方案，那么睡眠是至关重要的，因为当我们任由大脑漫游或睡眠时，大脑会以一种更具创造性的方式来处理事情（所以，有时问题来了，睡上一觉确实是再好不过了）。当然，高质量的睡眠对情绪调节也很重要，因为只有前额叶皮层恢复好了才能控制住杏仁核。如果长期缺乏睡眠，很容易产生潜在的焦虑和抑郁思维。

此外，在海马体附近有一个叫作齿状回的小中枢，新的神经元在那里生成（这叫作神经发生），使我们能有终身学习的能力。这些神经元在我们睡觉时发育成熟，承担新的任务，以确保获得新的技能和记忆。

掌握了这一点，就很容易理解为什么睡眠不足会导致记忆力差、决策力受损、意志力下降、情绪控制能力差、压力变大。长期睡眠不足会削弱免疫系统，使其抵抗感染的能力下降。这也会损害荷尔蒙系统（每晚睡 6 小时而不是 8 小时的男性其睾酮水平对应的年龄、生育能力和心血管系统表现比他们的实际年龄要老 10 岁）。

这表明，身体的每个系统都在我们睡觉时进行功能修复和补充。当然，谈到睡眠的好处，不仅要看时间长短，还要看睡眠质量。睡觉时，我们不断地在两个主要的睡眠阶段之间转换：一个是不做梦的阶段，称为非快速眼动阶段（non-REM）；另一个是做梦的阶段，称为快速眼动阶段（REM），这时我们的眼球会快速移动。在快速眼动阶段，我们以做梦的形式处理信息，因此这个阶段对于学习和想象中的故障排除至关重要。

根据意识水平的高低，非快速眼动睡眠进一步分为 4 个阶段。在第一和第二阶段，我们很容易被噪声或光线惊醒；第三和第四阶段被称为深度睡眠，对我们的生理系统来说是最重要的恢复阶段。我们一起来看一个极端的场景：实验室里的老鼠不停地被叫醒，所以无法进入深度睡眠，最后因为重要器官磨损衰竭而死掉。

为了获得更好的睡眠，我们要培养良好的睡眠卫生习惯。以下是一些提示：

◆ 将下午茶或咖啡改为不含咖啡因的草本茶，同时避免饮用含大量咖啡因和糖分的碳酸饮料。

◆ 晚上做些放松活动——看书、在户外散步、少量运动、做饭、做手工。

◆ 睡前2小时减少电视、笔记本电脑和手机造成的蓝光照射。如果睡眠不好，不管电视、电脑和手机的诱惑有多大，都需要换成其他的娱乐方式。

◆ 限制酒精摄入。酒精确实能帮助你入睡，却不能让你进入深度睡眠。

◆ 白天要经常休息。准备睡觉完全不是从上床的时候才开始，因为一天中的所有活动都会对睡眠产生影响。当我们进行大量的谷氨酸诱导活动，如思考、陈述、做计划和多任务处理时，我们的大脑就会进入过度活跃的状态。如果没有大量的γ-氨基丁酸来让大脑平静下来，大脑就很难"关机"。因此，经常休息有助于降低大脑的兴奋程度。

◆ 做一些诱导γ-氨基丁酸产生的活动来帮助大脑休息休息。比如，做做那些轻微的运动（户外散步或者瑜伽）、正念和冥想引导。

◆ 白天避免摄入刺激性的食物和饮料——糖，或任何富含简单碳水化合物的食物，如糕点、快餐和白面包。避免含糖饮料，也不要在食物和饮料中添加甜味剂。晚餐时确保摄入足够的蛋白质可能是个好主意，如肉、鱼、蛋或它们的素食替代品，这样你就不用在深夜吃零食了。

◆ 遵循自然的昼夜节奏（你的生物钟）。这可能很难，因为我们大多数人甚至不知道哪些时间适合我们，毕竟有那么多的活动和食物能激发我们大脑的化学反应。另外，有些人自然想晚睡晚起，但是由于工作或其他原因却根本做不到。也有些人想早睡，可是晚上有太多的事要做，尤其是在全职工作之外还要照顾小孩子或有其他责任，做不到早睡。最后，我们经常是晚睡早起，剥夺了大脑在睡眠中充分休息和处理信息的机会。大多数人需要8个小时左右的睡眠。如果你的责任不好改变，那就按照你的日常习惯来调整生物钟，让它与你的责任合拍。如果能改变工作时间来适应生物钟，那就更好了。写写睡眠日记，看看睡前的常规活动有哪些，什么样的睡觉时间和起床时间最适合你，能让你一晚上休息充分，那就坚持下去，尽量在周末也要坚持。顺便说一句，周末补觉并不能弥补睡眠不足对大脑造成的损害。因此，保持规律的睡觉时间和起床时间是确保高质量睡眠的最好方法之一。找到一个最佳点可能需要一点儿时间，但我们要知道，要让大脑化学物质为第二天的活动做好补充、恢复和重新平衡，睡觉是最好的方法。

## 肠道健康跟大脑有关

我们所提到的大多数大脑化学物质都是来自我们吃过的食

物，这些食物的营养在肠道中被吸收，因此，我们的营养和肠道健康会影响神经递质平衡，并在改变情绪、能量水平、注意力和认知能力方面发挥重要作用。在食物分解和神经递质充分发挥功能之间的化学物质称为神经递质前体。

γ-氨基丁酸和血清素前体在我们的肠道中产生，然后通过血液输送到我们的大脑。脑血管壁比较厚实，可以保护大脑免受毒素侵害，并维持大脑化学成分之间的微妙平衡（简称"血脑屏障"，或缩写为"BBB"）。因此，仅仅摄入神经递质并不能真正改变大脑的化学成分。肠道也有一定的选择性，确保我们摄入的食物不会全部进入血液。这对于调节稳定的血液化学成分和控制炎症至关重要。

在某些食物不耐受的情况下，如乳糜泻或乳制品不耐受或肠道感染，肠道从我们所吃的食物中吸收营养和矿物质的能力就会发生改变。这也会破坏微生物组的平衡，也就是肠道中不同细菌的平衡，从而极大地改变神经递质前体的水平以及产生神经递质所需的其他构建分子，如 B 族维生素和镁。通常表现为精力不足、睡眠不佳、无法专注于任务、表现滑坡、焦虑、抑郁、更容易受到压力影响等（总之很烦人，对吧）。

在某些情况下，肠壁可能会变得过于肿大，导致选择性降低，引发所谓的"漏肠综合征"。这种情况下，被称为细胞因子的小型炎症因子在血液中传播，在身体其他部位引起炎症。有时，还会破坏血脑屏障，使细胞因子进入大脑，引起脑血管的扩张。

根据三位一体的大脑模型理论，扩张的脑血管不再能够为大脑的最高级区域——人脑，尤其是前额叶皮层——提供足够的血液，会产生头晕、易怒、哺乳脑主导的思维、类似抑郁的症状，情况严重的话还会出现精神分裂类型的症状。

有趣的是，儿童神经精神病学家劳雷塔·本德（Lauretta Bender，1953）和最近的一些研究人员（Jackson et al.，2012）注意到，表现出这些症状的乳糜泻患者在开始无麸质饮食后，状况有了巨大的改善。当然，我们必须知道，并不是所有精神分裂症和抑郁症都是由肠道感染引起的，不过这确实表明肠道健康会对大脑健康产生影响，在某些情况下甚至是巨大的影响。

因此，我们有必要问问自己：

◆ 有没有让我肠胃不舒服的食物？同时，记录饮食，尽量找出我们吃的东西和吃了以后的感觉之间的联系。

◆ 如果真的头晕，我最近吃了什么或者喝了什么？

◆ 吃了奶制品后会腹胀吗？

◆ 吃很多小麦制品（如面包、糕点、麦片、意大利面）时，肠道有什么反应？

◆ 平均每天吃多少蔬菜？

◆ 每天的蛋白质来源有哪些？

◆ 喝酒后第二天身体和大脑会有什么反应？

## 肠道健康与脑健康之间的潜在联系（我的亲身经历）

其实，我没有资格给大家提供营养建议，但我想鼓励你们关注身体和大脑对不同食物的反应，这可能会帮助你们了解哪些食物对你们有用，哪些对你们没用。比如，我容易偏头痛。我从 8 岁起就有这种毛病，为了找到根本原因，我做了各种各样的检验，但都无济于事。在读博士期间，我平均每个月犯 14 次偏头痛，真的是非常痛苦。当时我做的那些实验极具挑战性，成功的概率又很渺茫，因此，压力对我产生了巨大的影响。

此外，我当时在和一个我非常喜欢的人谈恋爱，最后却没有结果，这让我一直为情所困。还有最重要的一点是，我的小妹妹当时正与一场重病进行着长期斗争，我们全家都处在最艰难的时期。所以，你可以想象得到，我一生中的那几年完全谈不上美好。

这时我的肠胃开始变得非常脆弱，动不动就腹胀。我的大脑感到不舒服，脑袋一直迷迷糊糊的。我无法清晰地思考，在实验室会议上想专注于汇报演示几乎是不可能的，在分析实验数据时，我长时间茫然地盯着屏幕。我几乎什么都做不好。在实验过程中，我反应迟钝，缺乏克服挫折的创造力和韧性，在数据分析中苦苦挣扎。任何事做起来都很费劲。

我试着让饮食或多或少均衡一些，但我发现我的消化系统发生了显著的变化。每次我吃奶制品、小麦制品或糖，都会反应迟钝，大脑在 1 小时内就会开始发痒、迷糊。我试着一天喝

4—5 杯浓咖啡来使头脑清醒，但是过多的咖啡又让我焦虑不安。另外，如果我和朋友出去时喝一小杯葡萄酒，我几乎都会偏头痛。只有骑自行车、爬山、吃大虾或三文鱼沙拉、喝大量的柠檬水似乎有点儿帮助。

博士学习接近尾声时，我接到家人从立陶宛打来的电话，他们告诉我父亲突然去世了。我完全不知所措，甚至不知道在这种状态下如何处理父亲去世给我带来的悲痛。我变得沮丧。接下来的一个月过得很糟糕。我几乎不能起床，任何有成效的工作都做不了。强烈的悲痛被空虚、快感缺失和冷漠所代替。我觉得自己好像没有理由起床，但还是逼着自己不得不起来。

当时我和朋友菲利帕住在伦敦迷人的斯托克 - 纽因顿地区，离舒适的克利索尔德公园只有几分钟的路程。我想到一个挑战，坚持每天早上跑步（这算不上跑步，更像是可怜的快步走，但我还是做到了）。跑步后，我冲个冷水澡，用牛油果和南瓜子给自己做个炒蛋（有时加烟熏鲑鱼），喝一杯浓咖啡（就一杯）。这种组合往往足以改变我大脑的化学成分，使我能够骑车去上班，开始做实验。

我尽自己的最大能力来做实验，中间穿插一顿午饭（我最喜欢的选择有藜麦配鲑鱼片、带皮土豆配金枪鱼、鸡肉配烤土豆和西蓝花），午饭后再喝一杯浓咖啡（每天就这两杯）。

实验结束后，我会直接骑车到攀岩中心，和朋友玛丽亚见面聊聊，一起攀岩。然后我们也经常一起去吃晚饭（通常在当地的一家土耳其咖啡馆，那里的鸡肉串配米饭和沙拉是我的最爱）。这都是我想做的吗？当然不是。

我唯一想做的就是躺在床上，在手机上玩"两点之间"的游戏。老实说，前两周我差不多就是这么做的。后来我感到自己有点儿活力了，就强迫自己出去，因为我知道那样我会感觉好些。不能跑步的日子里，我就直接骑车去上班。

一旦运动增加了我的乙酰胆碱水平，我就变得更加警觉了。当我在伦敦的车水马龙中快速穿梭时，体内的肾上腺素和去甲肾上腺素使我心跳加快，血管扩张，从肝脏储存中释放出来的葡萄糖给了我能量，这就自然增加了我的急性应激反应（这种应激叫作良好应激）。

我热衷于骑行，这提高了我的多巴胺水平，打破了快感缺失的恶性循环。大量运动对我的血清素水平也有积极的影响，能让我晚上睡得更好。这样一来，睡觉时肠道内可以产生血清素前体，提高我第二天的血清素水平，抑郁的情况就能有所缓解。这种大脑化学成分趋于平衡的改变使我第二天能多做点儿事情，逐渐减轻了抑郁症的重击。

我发现抑郁症最令人恼火的地方就是恶性循环——血清素和多巴胺水平降低，我们就不想活动，而不想活动又会使血清素和多巴胺水平更低，我们就越来越看不出做任何事情的意义，也越来越没有精力去做任何事情。

γ- 氨基丁酸水平过低的话，我们的大脑就变得焦虑不安，容易过度思考，消耗哺乳脑主导的思维活动的宝贵能量。过度思考可能会导致谷氨酸兴奋性毒性，这会损伤神经元并引起脑血管的炎症反应，进一步损害流向前额叶皮层的血液。前额叶皮层活性降低就无法很好地抑制杏仁核，使我们容易感到焦虑、恐惧、愤怒，进一步陷入哺乳脑主导的消极状态。

慢性应激使皮质醇水平增加，可能会损害消化系统，难以维持良好的肠道健康。皮质醇也会阻碍免疫系统的健康，使我们更容易感染。更重要的一点是，皮质醇会减弱大脑的可塑性，破坏我们学习、适应和改变的能力，让做正确的事情、摆脱抑郁等变得更加困难。我们因此感到精疲力竭、孤立无援。同时，杏仁核向我们指出这个世界上所有不完美的地方。唉，真是一个凄惨的所在。

在这种状态下，我们有3种选择：（1）保持现状，但是大脑化学成分自身发生变化的概率很低；（2）服用抗抑郁药以帮助神经递质更好地发挥作用（血清素再摄取抑制剂能使同样的血清素在神经元之间的突触间隙停留更长时间，使其产生更大的影响）；（3）积极地去改变我们大脑的化学成分。

当然，也可以是选项（2）和选项（3）的组合。重要的是，我们要承认选项（1）是这个过程的必要阶段。我们处在第一阶段的时间长短取决于抑郁症的病因、处境、遗传易感性、个体的大脑化学成分、身体中发生的其他情况以及许多其他因素，这就导致每个抑郁症病例（包括同一个人的每次抑郁发作）与其他的病例没有可比性，也没有必要去比较。当然，如果你愿意，你可以做比较，但这对你的大脑来说很不公平。不管过程如何，我们都必须考虑到上述所有的因素。

当你被抑郁困住时，试试下面这些做法，虽然强度不大，却有助于改变你大脑的化学成分：

◆ 起床。

◆ 吃早餐。

◆ 喝咖啡（早上／上午）。

◆ 喝草本茶（下午／晚上）。

◆ 喝水。

◆ 读书。

◆ 在线观看励志的研讨会／电影。

◆ 抚摸宠物。

◆ 打电话。

◆ 去外面。

◆ 在大自然中度过一段时光（在这个阶段避免长途往返）。

◆ 散步。

◆ 做任何你喜欢的低强度运动（骑自行车、慢跑、攀岩对我来说效果很好）。

◆ 花时间和容易相处的人在一起（最好避免那些试图帮你解决问题的人，因为这可能会导致额外的压力）。尽量选择那些不会带来压力的活动——在附近公园散散步，在舒适安静的地方喝咖啡，一起做一顿简单的饭菜。

◆ 与小孩或宠物共度时光——在公园里追着我的侄女朱莉娅跑，一心一意地照顾她，这对我很有效（还记得催产素吗？它抵消了压力对大脑可塑性的负面影响）。

◆ 每晚大致在同一时间上床睡觉。

◆ 每天在同一时间起床。

◆ 做喜欢的手工。

◆ 涂鸦 / 绘画或涂色。

◆ 跟着顶空（Headspace）应用程序、油管上露易丝·海的视频或类似的方法进行冥想。

◆ 服用适合你的药物补充剂（我经常服用姜黄、B 族复合维生素、维生素 C 和欧米伽 - 3 脂肪酸）。

当然，你还可以继续往下写，只要是对你有帮助就好。因此，我建议你做一个自己的个性化清单并将其放在方便的地方。提前列出这个清单至关重要，因为一旦处于糟糕的状态，大脑根本就没有能力来提出这些解决方案了。此外，尽可能将清单上的某些活动变成一种常规习惯（比如每天早上散步 / 慢跑，或养成良好的睡眠习惯），那么即使状态不好也会比较容易去恢复这些习惯，这有助于保持大脑化学物质的良好平衡。

接下来我们列出另一个清单，写出那些在非常糟糕的状态下不要做的事情：

◆ 浏览脸书（Facebook）网站。

◆ 去非常嘈杂、拥挤的地方。

◆ 乘坐公共交通工具（我知道，这一条有时很难避免）。

◆ 进行非常剧烈的体育锻炼。

◆ 与试图"解决问题"的好心朋友见面。

◆ 与一群朋友见面（有时这也可以，但可能会让你不知所措、疲惫不堪）。

◆ 喝酒。

◆ 下午 / 晚上喝咖啡。

◆ 不吃饭（可能想吃顿像样的饭菜很难，所以我建议至少在平时吃饭的时间吃点小零食）。

◆ 整天躺在床上（在最糟糕的日子里这样做也行，但要尽快从床上爬起来）。

◆ 看新闻。

◆ 承担不是现在必须完成的任务。

◆ 做让你压力增大的活动（比如检查银行余额）。

◆ 吃你明明知道你的身体不耐受的食物。

　　和上一个任务一样，我建议你自己写一份清单，列出你知道当你情绪低落时会让你感觉更糟的事情。重要的一点是，不要让你大脑的化学物质因为这些能带来压力或不安的事情而变得更加失衡。在情绪美好的日子里，这些事情当然没什么问题，但是当你的大脑化学反应失常时，你往往没有太多的缓冲，所以最好认真选择做什么和不做什么。

## 小结

为了照顾你的大脑健康，请注意以下几点：

（1）进行积极的活动可以保持产生情绪的神经递质（如多巴胺、血清素、催产素）之间的良好平衡。

（2）大脑需要在兴奋和抑制之间保持平衡才能稳定运转。过多的兴奋会导致心烦意乱、注意力分散、无法休息，从而各方面表现不佳。因此，经常休息、冥想、锻炼、享受大自然、改进营养能帮助你提高 $\gamma$ - 氨基丁酸水平，以抑制谷氨酸引起的兴奋。

（3）应激神经递质如去甲肾上腺素、肾上腺素和皮质醇能让你的大脑和身体随时准备逃离危险，但这样就会从其他功能中窃取能量，例如保持创造力，正确的理性评估，拥有同理心、大脑可塑性、健康的免疫系统和消化系统。因此，为了照顾好大脑，你要管理好你的应激反应。

（4）为了保持健康的神经递质平衡，使大脑得到恢复和补充能量，你需要每晚睡 8 小时左右。五六个小时当然不能等同于 8 个小时！因此，尽一切可能获得良好的睡眠，这是你为大脑做的最好的事情。

（5）良好的肠道健康对于从食物中吸收营养、产生神经递质前体和保持血脑屏障完好无损至关重要。如果有什么东西导致肠道发炎，它就不可避免地会给你的神经递质平衡和大脑健康带来问题。

# 第六章
## 改变你的决策力

**在本章你将会学到：**

- 卡内曼（Kahneman，2011）感性决策系统 1 和理性决策系统 2 的特征和相关的大脑区域。

- 决策系统 1 的优缺点。

- 决策系统 2 的优缺点。

- 如何将感性思维与理性思维整合，以做出正确决策的神经科学。

- 在决策中拥抱偶然性。

　　我们每天都需要做出决定，小到午饭吃什么，大到买什么车、做什么工作、我们的伴侣是不是最适合我们。多年来，人们一直有一个很大的误解，就是认为要做出合理的决定，我们必须理性地评估每个选项的利弊。这就使得许多人完全做不出决定（出现分析瘫痪），尤其是在面临大量的选择时。

　　最近的神经科学研究表明，高情商不仅能帮助我们做出更好的个人决定，而且情绪成分对于我们做出任何决定都是必要的。安东尼奥·达马西奥（Antonio Damasio，2006）为此做了很多实验，并在他的著作《笛卡尔的错误》中进行了详细的描述。事实上，如今新出现的范式是我们情绪化地做出决定，然后用理性思维为自己辩护。

　　本章将讨论丹尼尔·卡内曼（Daniel Kahneman，2011）在他的《思考，快与慢》一书中阐释的两种决策系统，即感性的快系统1（也叫"凭内心做决定"或"跟随直觉"）和理性的慢系统 2。将卡内曼的研究与最新的神经科学研究相结合，我们将分析这两种决策系统的优缺点，研究融合两者智慧的最佳方法，以便学会做出最佳决策，克服优柔寡断的陷阱，并警惕我们出现偏差。

## 感性决策和理性决策

每当需要做出决定的时候，我们都有几种方法可供选择。首先，我们可以选择"感觉正确"的那个选项，也就是追随我们的"直觉"或"凭内心做决定"，丹尼尔·卡内曼称之为决策系统 1。做出这些决定的基础主要看你对每个选项的感受，然后选择其中最能吸引你的那个。从理性的角度看，这个选项可能不是最有意义的，但你的"直觉"或"内心感觉"正在把你拉到那边去。一个很好的例子可能是你被某人吸引，你也不完全明白为什么会这样，可就是想花越来越多的时间和这个人在一起。

其次，我们可以理性地权衡每个选项的利弊，然后选择得分最高的选项，这是卡内曼的决策系统 2。通过这种方式，你在选择伴侣或者朋友的时候，会考虑你从这种关系中能获得的方方面面，并根据这些标准来评估他们。

这两个系统都有明显的优缺点，因此将它们结合起来对于克服偏差、解决优柔寡断、避免过去的错误等至关重要。为了更好地了解每个系统的用途，让我们先来看看它们各自的大脑机制。

## 决策系统 1：直觉

决策系统 1 依赖于哺乳脑提供的潜意识信息。我们前几章讨论的内容，不知道你是不是还有印象。哺乳脑不需要太多的能量，可以非常快速轻松地处理信息，这是因为哺乳脑严重依赖于过去的经验。由于熟悉过去某些引发类似经历的事件，哺乳脑会产生或积极或消极的情绪。

让我们回到刚才那个被某人吸引的例子，我们会发现这不是随机做出的决定。你的哺乳脑会将那个人的相貌、举止甚至气味与你过去遇到的其他人进行比较。如果这个人下意识地让你想到过去伤害过你的某人，哺乳脑就会产生焦虑，让你尽量远离他／她。反过来，如果这个人下意识地让你想起过去对你特别重要的某人，即使你没有意识到这种相似之处，你的哺乳脑也会触发奖赏中枢释放多巴胺，导致你被他／她吸引。

也就是说，决策系统 1 基于过去的经验会做出主观的、带有偏差的决定。这不仅适用于个人偏好，也适用于我们在职业生涯中做出的决定。马尔科姆·格拉德威尔（Malcolm Gladwell，2006）在他的《决断两秒间》（*Blink*）一书中描述了研究员加里·克莱因以消防员为例进行的案例研究。消防员进入起火的建筑物，试图扑灭来自厨房的火源。但是奇怪的是，喷了大量的水之后大火依然在熊熊燃烧，没有熄灭的迹象。突然之间，消防队长命令所有人离开火灾现场。他们刚撤离到安全地方，房子立刻就倒塌了。

那么这位消防队长是如何做出这个决定的呢？他耸耸肩，说："我也说不上来为什么，但我有一种直觉，觉得有些地方不对劲。"他后来又回顾了一下救火的过程，找到了他这种感觉的来源。火源并不像他们预判的那样是在厨房里，而是在地窖，就在厨房下面。消防队长后来承认，他记得这场火灾与别的不一样，房间里的热量很大，根本不是这种看起来不起眼的火能引出来的。他还听到一种奇怪的轰鸣声，应该是从下面的火堆里传来的。消防队长的哺乳脑告诉他，这种火灾与他和队员过去成功扑灭的其他厨房火灾在热量分布、声音、水量反应方面都不匹配。杏仁核给他发出了危险警告信号，于是他很快就采取了行动。如果他在那种紧要关头用理性的大脑去分析问题所在，他和他的队员很可能就会牺牲在里面。

那么，在那种情况下，你和我能做出同样的判断吗？基本上不可能。因为我们对正常的厨房火灾都没有任何经验，所以我们的哺乳脑是不可能找到有价值的信息来进行比较的（所以对我们来说，一旦发生火灾，马上离开，这才是最明智的）。

从这个例子可以看出，决策系统1做出的决策快速、轻松，依赖于过去的经验（无论好坏），并将我们的情绪纳入其中。不过，这个系统的最大问题是无法表达决策背后的思维过程（因为它主要发生在潜意识中心），存在认知偏差，无法摆脱过去没用的经验模式。这些我们稍后再详细讨论。

### 决策系统 2：理性思维

决策系统 2 是在对情况理性评估的基础上做决策。它在很大程度上依赖于前额叶皮层的分析过程，通过分析每种解决方案的优缺点来相互权衡。回到前面选择伴侣的例子。前额叶皮层会把一段关系中对你重要的所有方面都评估一遍，再根据这些方面衡量你正在考虑的每一个人。这样一来，前额叶皮层会消耗大量的能量，要做到全神贯注，这就使得决策过程既费力又耗时。与决策系统 1 不同的是，决策系统 2 可以让我们的想法合理化并用语言表达出来，因为前额叶皮层可以轻松地获取那些促使我们做出理性决策的事实依据。有时，为了局面有利也需要情绪成分时，就会出现问题。你是不是用过这种方法来选择理想的伴侣？你在纸上写下心目中完美的伴侣需要满足的那些亮闪闪的条件。然后有一天，你的朋友说："我觉得有个人很符合你列出的那些条件，你想见见她/他吗？""当然！"你果断地回复。你和那个人见了面，一起度过了一段愉快的时光，但感觉不适合再继续下去。好吧，如果你够聪明，就应该把"化学反应"或者"感觉正确"作为单独的标准纳入条件中，这样就把两个决策系统合并在一起了。但是正如你所看到的，如果幸福（作为一种感觉）是你所追求的，决策系统 2 本身可能无法给你带来满意的结果。职业选择也是如此。可能我合作过的比较常见的客户是那些成功人士，他们选择了明智的职业，通过努力工作取得了成功，结果却发现自己感到沮丧、不快乐，看不到工作的意义所在。因此，要想拥有幸福的关系和有意义的事业，往往还需要以情绪为基础的决策系统 1 的加入。这一点我们也将在后面介绍。

从积极的方面来说，理性思考可以帮助我们克服过去的错误或是性格上的缺陷。以我为例。我生性比较冲动，所以需要经常使用理性决策系统 2 来避免仓促的决定，让我成为一个更好的司机，一个更言行一致的妈妈，防止不必要的购物。

但是单纯使用理性决策系统 2 也有问题，那就是面对太多选择时容易出现分析瘫痪。比如我在买鞋时，如果没有哪一双鞋能因种种优点而脱颖而出的话，我就会陷入这个局面。因此，在那种情况下，我同样需要来自决策系统 1 的情感介入，帮我找到偏好从而摆脱困境。接下来让我们看一看决策系统 1 和决策系统 2 各自的问题，思考一下将来如何更好地把它们结合起来以做出合理的决策。

## 导致决策偏差的"凶手"

"无意识偏差"这个说法表明导致决策的过程是发生在哺乳脑中枢的，因此我们可能不会真正意识到这些过程。特沃斯基和卡内曼（Tversky & Kahneman，1974）把这些快速的潜意识评估叫作启发式方法，是一条心理捷径，可以基于过去的经历，很快地做出决策，但不幸的是往往会导致偏差。为了掌握这方面的知识以便能自我反省，我们来看看偏差的常见分类，并讨论挑战它们的实际方法。

首先，熟悉度偏差。当我们的大脑试图根据过去的类似情况预测最合理的结果时，就会出现熟悉度偏差。如果你养过某个品种的狗，自然而然地会把这只狗表现出的特征和同一品种的其他狗等同起来，并因此快速做出判断，是应该让你的孩子离这只狗远点儿还是可以让他摸一摸这只狗。

不幸的是，我们对人也采取这种态度，形成刻板印象、种族歧视和基于性别的行为期望。唯一有助于减少这种偏差的方法是多接触新情况或者从我们带有刻板印象的那类人中获得熟悉感。多去接触他们，阅读有关他们的书籍或观看有关他们的电影可以帮助我们改变这些固定看法。

不过，这是一个缓慢的过程，因为哺乳脑的思考过程需要时间来进行调整。如果你想评估自己拥有哪些熟悉度偏差，我推荐哈佛内隐联系测验（https://implicit.harvard.edu/implicit/takeatest.html）。我教的大学生参加了这个测验，经常发现他们竟然对性别、年龄、文化和性取向有隐含的偏差，尽管这与他们对这些话题的理性看法不符。

这给我们指出非常重要的一点 —— 有时我们的理性信息和

潜意识信息不匹配。无意识当中，我们所有人基于各自的成长经历和最常接触到的事物而产生了某些偏差，因此了解这些偏差可以帮助我们相应地调整我们做出的决策（使用理性决策系统 2），以确保得到一个公平的结果。

更糟糕的是，我们带有偏差的看法（正如我们在第三章中所讨论的）会造成确认偏差，使我们下意识地去注意那些能支持我们看法的证据。想象一下，你在大街上观察着一个人，没注意到这个人有什么不寻常的地方。这时，突然有人告诉你，这个人刚刚从监狱释放出来，你会开始注意这个人的哪些行为特点？或者相反，有人告诉你这个人是一个天才，是下一个诺贝尔奖人选，你是不是会开始注意他／她与刚才截然不同的行为特点？其实那个人还是那个人，一点儿也没变，变的是你的假设和看法。这听起来不可思议，但我们一直都是在这样做的。仅仅意识到我们对哪些人有偏差、偏差怎么来的，就可以帮助我们理性地去挑战这些看法。

我们可以利用前额叶皮层的理性思维来挑战这些看法。假如你认为女性更有同理心，更适合抚养孩子，这自然会影响到你在平衡工作和家庭生活方面所做的所有决定。如果你是招聘官，这可能会影响你做出的招聘决定；如果你是一位年轻女性，梦想在不久的将来生孩子，这可能会影响你正在追求的工作机会。

为了挑战这种看法，我们需要收集相反的证据。我们可以通过阅读或是思考来看看有没有非常善解人意的男性，有没有不太善解人意也不太会抚养孩子的女性。我们还可以从活动的可塑性和同理心方面去寻找证据，也就是说，做得越多，就会越好。这就产生了另一个观点，应该让缺乏同理心的伴侣多做育儿工作，这样他们才能做得更好。此外，我们要知道，更有同理心不一定就更有利于养育子女，尤其是当孩子们在可怕的两岁或十几岁的时候。

因此，如你所见，我们可以采取许多不同的方法来挑战我们的观念。你可以随意选一个与你能产生共鸣的方法，然后用理性思维去判断它是不是行得通。当然，你的观念可能与我的完全不同，所以不要因为我举的例子而受到冒犯。在我的成长过程中，我的妈妈尽心尽力地照看我们，父亲却把他的主要精力用在了工作和下棋上，所以我个人的成长经历给我造成了偏差。这里我要强调的是，我并不是说谁比谁更好，只是我的杏仁核记录了过去哪些事情让我感到痛苦、哪些事情让我感到安全和被接受（这就激活了我的奖励电路）。

另一种偏差——自我中心偏差——在某种意义上与确认偏差类似，因为它也是基于歪曲的看法而形成的。不过这里我们往往高估我们拥有的东西，低估我们放弃的东西。例如，新车主会高估他们最终选择的汽车，而不是他们曾经考虑过的其他车，尽管在买车之前这些车的排名在他们心目中差不多。

这同样适用于我们对前伴侣的偏差，我们往往认为他们比实际情况糟糕得多。对那些选择不生孩子的夫妇来说同样如此。与那些生了一个或几个孩子没有反悔余地的夫妇来比，他们会从自己的选择中看到更多好处。

我们要质疑这种偏差吗？没必要。以自我为中心的偏差可能是对周遭不断变化的生活条件的一种适应，帮助我们对自己拥有的东西感到满意，而不是纠结于失去的选择，从而创造更好的心态，并改善人际关系和效能。但是，当我们与其他人讨论我们的选择时，必须意识到这是我们以自我为中心的偏差，没有必要向其他人推荐。

同样，乐观偏差也会导致我们高估自己的才能和能力。这就是为什么 90% 的人认为他们的开车水平超过平均数（我可不是）。这种偏差也使我们暗中高估好的结果发生在我们身上的可能性，因而忽略掉坏的结果也会发生的可能性。这就是为什么我们一直吃含高碳水化合物的食物（有些人吃加工食品确实会得糖尿病，但这不会发生在我身上），还有吸烟（什么？肺癌？肯定不是我），还有无保护的性行为以及使用消遣性药物。这也是为什么即使 50% 的夫妇最终会离婚可我们仍然结婚。

乐观偏差可能有助于克服过去的挫折，因为心里期待着更好的事情肯定会来，这样在某些情况下可以成为一种成功的应对策略。不过，拥有高度乐观偏差的人更容易将任务留到最后一分钟，粗心驾驶，冒不必要的风险，由于不良的生活方式而发展成慢性健康问题，等等。如果你想挑战这种偏差对生产力的影响，可以用理性思维来检查你的判断是正确的还是被不切实际的乐观所扭曲了。比如，过去完成这项任务要花多长时间？要想改进的话，你可以向谁寻求反馈？上周你平均一天写了多少字……

最后一个偏差——锚定偏差——指的是之前接触的看似无关的物体、单词或数字会影响我们的决定甚至行为。查普曼和约翰逊（Chapman & Johnson，1999）在研究中要求参与人员在参加竞标之前写下他们社保卡的最后 4 位数字。让人吃惊的是，这些参与者中的最后 4 位数字最大的人出价最高，而数字最小的人出价最低。

更让人吃惊的是，你接触的温度会改变你判断一个人性格的方式。耶鲁大学的研究人员劳伦斯·威廉姆斯和约翰·巴奇（Lawrence Williams & John Bargh，2008）的实验要求参与者在电梯里拿着研究人员的咖啡。一些人被要求拿着一杯冰咖啡，另一些人则被要求拿着一杯热咖啡。结果发现杯子的温度影响了他们对研究人员的人格特征的判断。拿着冰咖啡的人认为研究人员冷漠、不好接近，而拿着热咖啡的人则认为这些研究人员温暖、善良。这听起来很奇怪，但从大脑的角度来看是有道理的，因为称作脑岛的同一个大脑区域既处理身体方面的温暖，也处理性格方面的温暖。

约翰·巴奇（John Bargh，1996）和他的同事曾进行了另外一个著名的研究。研究表明，你接触到的词语甚至可以改变你的行为。接触到与衰老相关的词语（如慢、生病、皱纹、灰白）

的那些人在走廊里走得很慢；相反，接触到与年轻相关的词语（如精力、活力、速度）的那些人则走得较快。

由此看来，决策系统 1 可以快速、轻松地做出决策，但由于过去的经历，很容易产生偏差。现在让我们选择决策系统 2，看看它是如何解决这一问题的。

## 为什么我们在做决策时犹豫不决

在理性思维的基础上，决策系统 2 使我们能够洞察决策过程，不过速度相当慢，因为它要先了解所有相关的变量再来权衡利弊。当然，根据你个人看重的那些标准来评估每种情况确实很重要。

我有一位客户叫苏菲，开始她对伦敦公寓的生活条件感到非常沮丧。她与伴侣突然分手，在匆忙之中只好先租了一个公寓。她遇见第一个基本能凑合的公寓就租下来了，想着在接下来的 3 个月内一定换个更好的。接下来你猜怎么样了？ 3 年后，苏菲还住在那个公寓里。

随着时间的推移，她开始列出大量清单，想住在什么样的区域、想要什么样的建筑风格、她心目中完美的公寓内部应该是什么样的等。她还在犹豫，是租一个一居室自己住呢，还是和朋友合租一个两居室。每一个选项都有很多优点和缺点，逐一分析起来太累了。另外，有些选项苏菲无法给出正确的评估，比如与朋友合租，因为她没有这种经验。并且，回想起上次搬家的麻烦，苏菲对于做出最好的选择感到不安，因为她实在不想再搬一次家。

时间一天天过去了，苏菲想着这个又想着那个，最后她采取了逃避现实的做法，比如晚上喝杯酒、看个电影，以逃避没能做出决定的内疚和羞耻。更糟糕的是，苏菲的优柔寡断也扩展到了生活的其他方面，比如晚餐吃什么、看什么电影以及去哪里度假。因此，让我们从神经科学研究的角度来给苏菲提供一些见解，帮她摆脱困境吧。

## 如何快速做出科学合理的决策

神经科学家安东尼奥·达马西奥（Antonio Damasio，2006；Bechara et al.，1997）接触到了一个非常有趣的案例。一位事业成功的律师在脑部动了一个小手术后，变得对于哪怕是微不足道的选择都犹豫不决，比如在饭店吃饭不知道点什么餐，去看电影不知道什么时候去。他的妻子很生气，带他去见达马西奥。

在对认知功能进行了彻底检查后，达马西奥发现他所有的测试得分都很高，没有任何功能障碍。因为达马西奥的下一名患者马上就到，他建议预约下一周的第二次检查的时间。就在这时，达马西奥注意到了一些奇怪的事情。患者把第二周所有的日期和时间都过了一遍，说出了每个选项在交通、其他安排、身体疲劳程度等方面的利弊，但就是无法选定其中一个。

达马西奥对这位律师的大脑进行了扫描，发现他的杏仁核和前额叶皮层之间的连接在之前的脑部手术中被意外切断了，造成这两个区域之间无法进行交流。受到这个启发，达马西奥开始对其他有类似腹内侧前额叶皮层损害的患者进行决策研究。腹内侧前额叶皮层是前额叶皮层的一部分，将来自杏仁核的情绪输入连接到前额叶皮层的其余部分。腹内侧前额叶皮层病变患者往往表现出奇怪的行为 —— 容易赌博、冒险、冲动，对他人粗心，做简单的决定也很困难。

面对实验任务，这些患者不仅难以根据个人喜好做出选择，而且使用金融赌博任务对他们进行评估，发现他们的风险评估能力也严重受损。在这些任务中，前额叶皮层试图找出最佳解决方案，但是哺乳脑则对财务损失（杏仁核）或收益（奖赏中枢）给出警告。因此，将理性中枢和情感中枢有机整合起来才能带来良好的表现，但是这些患者缺乏这种能力。

这表明生活中的重要决策需要哺乳脑提供的情感成分与理性的前额叶皮层提供的评估相结合。我们日常生活中做的决定涉及如何支配工资、选择哪种职业、和谁约会，甚至吃什么、保持哪些与健康相关的习惯。理性头脑可以根据它积累的数据给出好的建议，但如果没有情感介入，就很容易陷入困境。

不幸的是，当我们遭受焦虑、抑郁、疲惫或大脑发炎时，每个人都会发现自己陷入犹豫的境地。每一个诱因都会影响杏仁核和前额叶皮层之间的交流，这也会导致优柔寡断、平淡无奇、缺乏潜意识洞察力。尽管我们对脑损伤患者无能为力，但可以将其中一些见解融入其他情景中去。如果你正在经历焦虑、抑郁、疲惫，那么过后再做重要的决定可能是个好主意。

不过，在许多情况下，优柔寡断也可能是一种习得反应，比如当我们面临具有挑战性的决定无从下手时，或者无论做出何种决定都会受到惩罚时（那些做也不行、不做也不行的情况）。如果你难以做出任何决定，那就从小处着手。比如，购物时不知道选择哪种酸奶，那就掷硬币。如果不喜欢也不要紧，明天可以再换一个口味。如果有 10 种酸奶可供选择，而你连一种都淘汰不了，那就制定任意规则，比如选择从左边起的第 3个。通过这种方式，你可以给你的哺乳脑上上课，让它知道许多日常决定其实与生死无关。

如果你已经花了大量时间来考虑选择哪一个，就会给大脑提供一个强化信息，即这个决定非常重要。如果你问问你的前额叶皮层该选哪一个，它很可能也认为，买哪种酸奶并不重要。如果你在饭店很难决定吃什么，那么在你犹豫不决的时候，选那个首选项——对我来说，就是三文鱼片，如果没有，那么其他任何一种鱼都可以。心情好的时候，我喜欢尝试不同的食物，可能会点一些我们在家里不常吃的东西，比如羊肉炖锅或寿司。因此，做出正确的决策或者做出任何决策的一个重要方面是观察你的情绪状态并相应地调整你的决策过程。

让我们再回到苏菲的例子。她最初迟迟做不了决定是由于要评估的选择和变量太多，而她对这些又知之甚少，单靠理性思维来做选择很困难。过了一段时间，这种优柔寡断开始给苏菲带来一种情绪上的负担——内疚、羞耻、悲伤——因为她觉得自己这样很蠢。这种情绪越强烈，她就越犹豫不决，这又渗透到许多其他的选择中，甚至是一些琐碎的选择，比如吃饭或晚上的活动。

为了解决这个问题，首先我们需要通过证实她被"卡住"的感觉来安抚她的杏仁核（我知道，这是违反直觉的）。她需要了解决策系统2，要明白，她的大脑要处理那么多的数据，她被"卡住"是完全正常的。此外，苏菲要了解到杏仁核带来的情绪输入很重要，能让她摆脱困境，给她带来"对啦，就这么办"的光辉时刻，因为她意识到了在过去几年那种压力之下，她是不可能拥有健康、平静的杏仁核的。

那就让我们进入下一步。为了摆脱困境，苏菲需要从日常的舒缓杏仁核的活动开始，就像我们在第二章中讨论的那样。当这些活动成为一种良好的习惯之后，苏菲列出了一个新的清单——能让她感到快乐的公寓必须具备的8个特征。

接下来我们看看她目前住的公寓在这些标准中的得分情况。满分10分的情况下，大多数的分数低于5分，平均分略高于4分。然后我们开动脑筋，要让每个标准都能得到9分或10分的理想选项是什么？那种公寓会是什么样子？会在哪里？每天住在那里会是什么感觉？苏菲笑了，因为她很清楚答案是什么。
她曾经去过一个朋友位于天使区的公寓，那对她来说简直就是
完美的。基于这个想法，苏菲给自己布置了任务——搜索房地
产网站，尽量找到类似的选项。

奇怪的是，她对自己确实喜欢的那个公寓的记忆帮助她在
理性思考中增加了情感成分，使她不仅摆脱了困境，而且充满
了活力和动力。在这种情况下，她仍然需要继续做杏仁核舒缓
活动，因为内疚和压力时不时地会让她重新陷入优柔寡断的模
式。浏览了一番之后，她将搜索范围缩小到4个公寓，安排了
看房，看上了其中一个。既然她讨厌现在住的公寓，她又会失
去什么呢？别忘了，杏仁核喜欢熟悉感，不管好不好，它都想
让我们停留在同一个地方。因此，管理好情绪、保持杏仁核平
静对做出正确决策来说非常关键。

情感可以智能地、潜意识地总结出哪些对你个人有用、哪
些无用，因此它们对于正确的决策至关重要。然而，情绪会扭
曲决策，因为它们反映了睡眠不足、荷尔蒙变化、饥饿、疲倦、
营养不良和运动量不当导致的大脑化学波动。

正如我们在第五章中讨论的那样，每种神经递质的数量在
所有这些因素影响下每天都在变化，会让我们喜怒无常、焦虑
不安、气势汹汹、平淡无奇或者高度警惕。我们常常将这些情
绪误认为是情感，将它们的产生归咎于当前所处的状况（例如，
职业选择、关系变动等），促使我们在错误的假设下猛烈抨击这

种状况，或是直接退出。

当然，工作和人际关系也会引发某种情感，但是当你不在其中时，情感通常会迅速改变。这对决策很有价值。相反，情绪通常持续更长时间，起因不明确，感觉分散（没有明确的来源）。即使是快乐的情绪也会妨碍有效的决策，因为我们在快乐的时候更愿意去冒险，更容易表现出乐观偏差。这可能会让我们辞掉不错的工作、开始不切实际的业务、破坏人际关系等，最终把事情搞砸。因此，做出决定的最佳时机是休息充分、情绪平衡、前额叶皮层功能良好、杏仁核有明确的情感投入。

## 在决策中拥抱偶然性

当然，有些决策很复杂，需要将长期决策分解为更小的时间线。事实上，这是我自己采用的一种方法，我的许多客户也从中受益匪浅。在我攻读博士学位期间，我发现，无论我多么喜欢学习与人类行为有关的大脑机制，研究人员的那条道路与我的个人喜好始终不完全吻合。我喜欢与人合作，特别是与别人分享神经科学的知识来帮助他们。

当时我不确定应该采取什么形式，所以便探索了几种不同的方法。我为青少年开设了一门应用神经科学课程——"我们的大脑在白天是如何工作的"，同时把这门课作为校外课程教授给来自弱势群体的天才学生。我真的很喜欢和青少年一起学习，每次他们告诉我，通过这门课程他们如何更好地了解了他们的情感模式和行为时，我都很激动。但是，我只有 6 节课，而且学校的设施条件也有限。然后，我从攻读博士学位的大学获得了商业绩效指导的资格，为学校员工进行内部指导。

就在那时，我开始尝试着将神经科学的知识与指导技能相结合。拿到博士学位后，我开始了自己的事业，继续这一旅程。我的一些客户知道我在学校举办研讨会，就问我是不是可以在他们的公司、大学或教师培训计划中举办类似的研讨会。当我不断接到这样的邀请和推荐时，我这方面的业务增长迅速。

当然，这个时机把握得很好，因为那时候商业和教育部门对神经科学的兴趣越来越大。很快我就被邀请去伦敦演讲，并且每周都有两三场关于改变习惯、情绪、大脑健康和人际关系等主题的公开演讲，座无虚席。利用这种平台分享这些话题让我能够更清楚地看到哪些观点为与会者带来了最大的变化。基于这些神经科学的知识，我还开始设计自己的指导技能。这本书就很好地体现了我在 5 年多的时间里开发的这两条路径的结合。不用说，我很开心，目前也在与我的大学生分享这些有价值的话题。

我能不能在 2015 年拿到博士学位时就想出这条职业道路？当然不能！我知道我想以一种有意义的方式帮助人们，但当时不知道应该采取什么形式。所以，我职业选择的决定是被分解成一个一个小的决定了。

（1）选择在学校举办研讨会——我知道我想与非专业人士分享神经科学方面的知识，这是我当时可以使用的一种形式。

（2）选择获得指导资格——我偶然接触到了指导这个工作，觉得正是我想做的。

（3）选择将指导转变为全职业务——我在为大学里的员工提供指导时得到了积极的反馈，他们开始把我推荐给校外人员。当我拿到博士学位时，已经有了几个付费客户，足以应对我的开支。所以我想试一试，如果行不通，就再回来做研究。

（4）启动面向公司的研讨会计划——这又是互相关联的事情。如果我没有为青少年开发应用神经科学课程，如果没有高管做我的指导客户，我就不会有这样的机会。

（5）做关于应用神经科学的公开演讲——这段旅程没有想象的那么简单。一开始我收到这方面的邀请，但前提是免费。就这样，我先举办了一些研讨会，同时开始组织我自己的工作坊。然后我在免费的研讨会上卖我工作坊的门票，效果不错。不久之后，一个名为 Funzing（为公众提供付费研讨会）的组织注意到我的表现，开始与我合作。我们的合作非常受欢迎，给我当时的业务带来了最大份额的收入。

（6）开始在大学讲课。后来，我开始想，我是否可以把我在公开演讲中提到的应用神经科学知识分享给大学生。我真的非常喜欢学术环境，也喜欢与学生持续合作，帮助他们巩固对大脑以及大脑在现实世界中的应用方面的知识。我开始研究如何可以做到这一点，然后被介绍给一位教授，这位教授实际上已经开始招收组织应用神经科学理学研究生。我们视频聊天之后，他让我在这个项目中担任助教。在这个线上课程讲课的经历巩固了我想要与更多的人分享这些专业知识的感觉，因此我开始申请大学讲师职位。我目前在谢菲尔德哈勒姆大学任教，能将我的应用神经科学经验带到学术环境中，我感到非常开心。

在许多情况下，我们需要把决策看作是一系列较小决策的组合，并允许偶然性在决策过程中为我们提供新的选择。克里斯蒂安·布希（Christian Busch，2020）在他的著作《偶然性心态》（*The Serendipity Mindset*）中讨论了这种方法对个人及企业解决方案都至关重要。鉴于我们无法真正预测每个决策的结果，我们需要在过程中随时进行调整，将前额叶皮层主导的理性思考与哺乳脑驱动的直觉结合起来。随着我们对不同选择的探索，这两者都会发生变化，为我们提供更多的信息，指导最适合我们的下一步行为。我们必须意识到，不管是我们的职业生涯还是个人生活，决策过程中总会有很多不可预测性，我们必须随时准备进行调整。

## 小结

总之，做决策是一个非常个人化的过程——尽管我们很喜欢向我们关心的人提供建议，但我们确实不知道什么能让他们真正感到快乐。很多时候，我们甚至没有理性地意识到什么能让我们自己感到快乐，因为情感是潜意识产生的。

因此，我们每个人都有自己独一无二的决策之旅，弄清楚什么有效、什么无效，在此过程中不可避免地会犯一些错误。只有当我们真正了解我们的偏好和我们自己时，我们才能做出更好的选择，但没有捷径可走。有时，我们犯错误、优柔寡断、重复过去的模式，这些其实都是正常的大脑功能的一部分，这些时候我们需要对自己更加好一点。

照顾好我们的大脑也是合理决策的关键部分，但是我们经常忽略这一点。你是否有时候感到累垮了？是否曾经在情绪低落时开始了一段新的关系？或者在压力之下还不得不发表演讲？生活并不总是完美的，这些情况下更难做出最佳判断，所以我们不应该为此太过自责。

随着情况的改善，我们会做出更明智的选择，但我们必须充分利用好我们在特定时刻拥有的东西——当前的血液供应、当前的肠道健康、当前血液中的营养物质、当前大脑中的神经递质平衡、现有的大脑网络。大脑功能的所有这些物理成分对于决定我们的心理、情绪状态以及理性思维至关重要。

为了使做出最佳决策成为可能，我们需要注意以下几点：

（1）在需要做出决策的情况下使用适当的决策系统，包括快速、轻松的哺乳脑驱动的决策系统1（直觉）以及基于方法和利弊分析的理性前额叶皮层驱动的决策系统2。

（2）在使用决策系统1做决策时，一定要注意无意识偏见——你永远不可能真正摆脱这些偏见，但可以用理性的质疑来挑战它们。

（3）在使用纯理性的决策系统2做决策时，如果有太多选项可供选择或有太多变量需要考虑（例如做出职业选择），我们可能就会陷入困境，出现分析瘫痪。

（4）我们同时需要来自情绪杏仁核和理性前额叶皮层的输入，才能摆脱优柔寡断，更快地做出理性决策，并将其他人的需求纳入我们的判断。

（5）由于许多未知因素，有些决策很复杂，尤其是当我们试图想象我们以前从未经历过的情况时。我们都是根据已有的信息和与过去相关的经验来做决策的，对完全陌生的场景无法做出正确判断。要想超越这一点，我们需要把决策分解为更小的时间线，做出短期决策并随着进展随时进行调整。学会拥抱不确定性可以使我们变得敏捷，并在每种特定情况下做出一个个虽小却最好的选择。

# 第三部分

# 改变人际关系

# 第七章
## 改变你的领导力

**在本章你将会学到：**

- 在工作和生活中成为鼓舞人心（也就是有共鸣）的领导者需要具备哪些条件。

- 为什么我们把任务看得高于一切（表现出不和谐的领导力）。

- 为什么我们在压力状态下又回到了不和谐的领导力以及如何管理压力反应的实用技巧上。

- 我们的行为和情绪如何影响他人。

- 我们怎样才能对他人产生最好的影响。

我们每时每刻都在影响着其他人：在工作中与同事聊天，在家里与伴侣和家人互动。在每一种互动中，我们要么是不和谐的——只是专注于需要完成的任务，看看其他人应该做些什么；要么是共鸣的——也就是移情，试着去真正理解别人的需求和观点。以不和谐的方式或共鸣的方式做事，我们会激活大脑中的不同网络。

当我们激活所谓的默认模式网络（DMN）时，就会产生共鸣的方式。这个神经网络能够做到理解他人，识别我们自己的情绪以及他人的情绪。这个网络对心智发展也很重要，也就是如何去理解别人的思维方式。所有这些强大的特征使得默认模式网络对于建立真诚和信任的关系至关重要。当我们激活大脑中所谓的任务正向网络（TPN）时，就会产生一种不和谐的风格。这个网络负责分析思考、优先处理任务、过滤干扰以及数学推理，所以对于完成任务来说必不可少，但也会影响我们真正与他人发生联系。

让我们看几个例子来说明这一点。想象一下，你回到家，发现你的伴侣非常难过。你坐在他 / 她旁边，问怎么了。当你的伴侣说话时，你耐心地倾听，表示同情，很明确地想真正理解背后的原因，以及他 / 她现在最需要的是什么。在这种情况下，你使用的是共鸣方式，激活了大脑中的默认模式网络。

现在再来想象一下，你没有像刚才那样做，而是把注意力放在你想让他 / 她做的事情上，在不明白他 / 她为什么难过的情况下就提出建议。或者你只是假装在听，却一心想着你需要预订机票的事儿，并开始在手机上搜索最好的航班。在这样的例子中，你会表现出不和谐的风格，并且激活任务正向网络。

此外，这两种风格都是具有传染性的：无论我们的行为方式是共鸣的还是不和谐的，我们都会在对方的行为和大脑活动水平上激发出同样的风格。当我们产生共鸣时，我们激活另一个人的默认模式网络，使其更有同理心，能够理解和安抚自己的情绪，表现出更信任和真正的快乐。当我们处于不和谐的风格时，我们激活另一个人的任务正向网络，使其更加封闭，专注于自己的想法，不能去真正理解别人，与他人的心理状态共情。此外，不和谐的风格经常会引发压力反应，使人产生负面情绪，结果是我们经常想要避开那些不和谐的人。

这两种风格的产生都有不同的原因：不和谐，是为了完成任务；共鸣，是为了与他人建立社会和情感联系，并给予他人力量。这一章我们将讨论神经科学的发现以及我们在不和谐模式、共鸣模式下的不同表现，并提供一些实用的技巧，指导我们应该选择何种模式。我们还会看看压力是如何影响我们的领导力风格的，并创建一个基于大脑洞察力的实用方法清单来管理压力。

## 不和谐领导力和共鸣领导力的区别

你能不能想到一个真正激励过你的领导？可以是你个人生活或职业生活中的任何人。现在想想这个人拥有哪些品质。是什么让他／她在你的生活中成为一个特别强大的存在？把这些品质写下来，说不定你能得到共鸣领导力的一些特点：

◆ **以人为中心** —— 和这样的人在一起真的很愉快。有共鸣的领导者知道如何与人沟通，并做到理解他人。

◆ **表现出深切的关心** —— 这个人真的关心你，希望你能实现你的梦想。

◆ **想真正理解他人** —— 当对方表现出想要理解你的想法和情绪时，你会觉得对方真正注意到你了。

◆ **为他人着想** —— 这个人总是能意识到他人的需求和情绪状态，能够在需要的时候挺身而出。

◆ **有自知之明** —— 这样的领导者并不把自己看得高人一

等。有共鸣的领导者能意识到自己的才能、成就、错误以及缺点，这使他够理解你正在经历的一切。

◆ **密切关注** —— 这个领导者能很好地活在当下。有共鸣的领导者会关注周围正在发生的事情，并充分参与对话。

◆ **富有同情心和同理心** —— 这个领导者接受他人，不仅仅是为了完成任务。有共鸣的领导者能理解你的情绪，并能基于个人经历与你产生共鸣。此外，他关心你的感受，并随时从情感上帮助你满足需求。如果你害怕，他会安慰你；如果你不相信自己，他会鼓励你。

◆ **信任** —— 这个人信任你的能力、才能和机敏。有共鸣的领导者不会告诉你每个问题的答案，而是鼓励你自己去寻找解决方案。

◆ **值得信赖、体现公平** —— 此人言行一致。有共鸣的领导者诚实守信，不会玩操纵游戏让别人替他做事。他对员工灵活对待，在团队中寻求公平。

现在让我们来想一个不同的人 —— 一个在你的个人生活或职业生活中把你最坏的一面带出来的那个人，一个让你觉得自己既渺小又无能、不被接受的人。你也可能会想出一个清单，其中包括一些不和谐领导者的特征。比如：

◆ **任务导向型** —— 只关心手头的任务。不和谐的领导者往往过于关注任务，其他的事情，比如你的需求和满足，都排在第二位。他们对闲聊或了解你不感兴趣，那只会浪费他们宝贵的时间。在个人环境中，不和谐的父母或配偶也只会全神贯注于实现目标，而不会付出情感陪在你身边。

◆ **以成就为中心** —— 不和谐的领导者主要关心你的成就和你能带来什么。他们不关心你对一项任务的感觉，也不关心你为什么能做或不能做 —— 他们如何对待你是根据你的表现来定的。不和谐的父母会因为孩子的好成绩而奖励、表扬他们，但是如果没把潜力发挥出来就会小题大做。

◆ **以自我为中心** —— 这样的人专注于自己的世界，相信自己知道问题的最佳解决方案。因此，不和谐的领导者对你的方案不感兴趣，也不愿意对此进行讨论。在他们身上通常会有一种自负和傲慢的表现。

◆ **注重权威和细节管理** —— 他们以自我为中心，把自己的观点和想法强加在他们认为是最好的解决方案上。他们往往不相信其他人有能力把工作做好，很难把任务派下去。一旦他们派给你一项任务，可能会检查你的进度，并对任何偏离他们指示的情况进行批评。

◆ **自己有压力也给他人压力** —— 这样的人试图解决所有问题，控制所有人，因此经常会经受巨大的压力。此外，不和谐的领导者会用他们的方法给其他人带来压力，导致整个团队惴惴不安。在亲子、友谊或恋爱关系中，这会让你感觉在他们身边好像总是要小心翼翼，不能真正放松。

◆ **精神疲劳和倦怠** —— 因为压力大，不和谐的领导者经常会表现出思维模糊、情绪化、脾气暴躁，最终会导致全面的倦怠。不用说，他们周围的人也会经历精神疲劳、失眠、无法放松，最后疲惫不堪。

现在让我们看看这些不同的领导者大脑中发生了什么，然后看看当我们在他们身边时我们的大脑中发生了什么。

## 如何创造正向的任务模式

大脑由数百万个大脑网络组成，每个网络都有不同的功能。不和谐的领导者和共鸣的领导者在他们大脑中激活的网络不同。不和谐型领导者主要激活的是任务正向网络，而共鸣型领导者激活的是默认模式网络。这两个网络对正常的大脑功能都很重要，使我们能够做不同的事情。

任务正向网络对以下功能至关重要：

◆ **分析任务** —— 这个网络帮助我们分析评估我们手头的所有信息，以做出合理的判断。

◆ **执行明确的任务** —— 想象我们在编写计算机代码或做会计工作。它们的规则非常清晰、明确，所以这个网络使我们有能力及时地执行任务。

◆ **集中注意力** —— 任务正向网络使我们能够排除干扰，专注于需要做的事情，所以这个网络对于在嘈杂的办公室里保持高效是非常重要的。它还能让我们暂时忘记个人问题，专注于工作，帮助我们即使在状态不好的情况下也能在规定的期限内完成工作。

◆ **工作记忆** —— 保证效能的另一个关键成分。任务正向网络使我们能够保证所有的信息都与手头任务相关，确保迅速执行任务。

◆ **语言** —— 我们需要任务正向网络来专注于我们想要与他人交流的内容，帮助我们在他人试图偏离谈话主题的情况下依然保持交流。

◆ **逻辑和因果推理** —— 这个网络让我们看到事物中隐藏的秩序，理解其中的模式，看到背后的原因。

◆ **解决问题** —— 理性地分析问题出现的原因对于找到合适的解决方案并在没有偏差的情况下执行是至关重要的。

◆ **计划和战略思考** —— 任务正向网络帮助我们做出一天的规划，为项目制定时间表，考虑到诸多可能的解决方案并进行批判性评估。

◆ **财务评估和其他数字任务** —— 任务正向网络使我们能够理解数字之间的基本原理，并对预算和投资做出明智的选择。这个网络并不把其他人的需求考虑在内，而只考虑最合理的情况。

正如你所看到的，当我们激活任务正向网络时，可以顺利完成任务，但在我们与他人的关系方面，功能却相当机械。这个网络不能产生同理心、同情心，也不能理解我们自己和他人的情绪。为此，我们有了默认模式网络，主要由共鸣的领导者激活。

默认模式网络在以下方面有重要作用：

◆ **理解社会情境** —— 这对洞察社会动态、解读他人的情感和需求至关重要。

◆ **理解和管理情绪** —— 这个网络能让我们理解自己在某种情况下的感受，并让情绪平静下来。

◆ **心灵理论** —— 默认模式网络能让我们理解他人的情绪和心理状态。这样，我们就可以设身处地地为他人着想，从他人的角度和经验来看问题。这对于有效沟通和解决冲突至关重要，我们在第九章中会谈到这一点。

◆ **道德判断** —— 这个网络能让我们跳出理性的利弊思考，转而去考虑他人的需求和感受。

◆ **回忆过去** —— 激活这个网络可以让我们对其他人正在经历的事情感同身受，因为我们自己在过去也有类似的经历。这种重要的品质让我们去同情他人，以同等的眼光去看待他人。

◆ **想象未来** —— 这个网络可以让我们启动头脑风暴、发挥创造力、计划引人注目的未来，并且在困难时期能找到希望。

正如我们所看到的，默认模式网络补充了任务正向网络的某些特质，让我们能够保持平衡，在需要的时候专注于完成事情，拥有同理心，并能够与他人深度沟通。好消息是我们都同时拥有默认模式网络和任务正向网络，并且我们一直在这两个网络之间来回切换。唯一的问题是，默认模式和任务正向是彼此对立、相互压制的两个网络，因此在一段关系中，我们实际上不可能既会理性地算计又能保持真诚的情感。当我们搞不清楚什么时候用哪个网络时，问题就出现了。

一方面，在社交场合，被困在任务正向网络中会让我们感到孤立，无法真正沟通。另外，在不和谐的状态下，我们通常会在自言自语中让别人感到厌烦，也不会很好地衡量别人的利益。另一方面，在团队会议上建立联系并受同理心的驱动，可能也不会实现一系列建设性的目标。在共鸣模式下，我们也更容易分心，偏离我们原来的议程。

因此，我们要多练习使用这两个网络，练得越多，它们就越容易为我们所用，成为我们的第二天性，甚至是我们个性的一部分。对大多数人来说，关键是要充分地训练这两个网络，并意识到什么时候应该用哪个。我们怎么才能做到这一点呢？

## 我们能改变这种行为吗

首先写下你过去产生共鸣（激活默认模式网络）和不和谐（激活任务正向网络）的例子。如果这个例子带来了预期的结果，就在它旁边画一个"＋"；如果效果不理想，就画一个"－"。有些人在一种风格下面能列出长长的一串清单，而另一种风格下面则屈指可数——这恰好显示出他个人的领导风格和偏好。

现在数一数每种风格中有多少个"＋"，这样你就知道，在某种情况下，你是否正确地选择了哪种领导风格。如果你发现自己经常使用不和谐的领导方式，就多去练习一下共鸣的方式，进行更多的对话，以听为主，并试着去理解别人说的话。如果你发现自己太爱交际，导致不能及时完成工作，那么就在需要的时候试试不和谐的领导模式。这个清单可能是这样的：

◆ ＋默认模式网络 —— 和妈妈煲电话粥。这个场合很适合使用默认模式网络，因为它能帮助我们建立联系，互相支持。

◆ －任务正向网络 —— 我在全身心地投入缴纳税款任务中，而埃米利娅则拼命想引起我的注意。现在回想起来，我应该在不照顾埃米利娅的时候完成那个任务，因为我不能陪她玩，她打扰我也让我很生气。下次我会在她午睡的时候，或者别人照看埃米利娅的时候做这些事情。

◆ －默认模式网络 —— 在与同事的视频会议上。虽然视频会议也能让我们联系，但有几个问题我想了解却没机会问。所以我应该先用默认模式网络建好关系，然后切换到任务正向网络来完成事情，这会很有用。

◆ **+任务正向网络**——撰写本章。我能听到邻居在花园里聊天，中途我也很想喝杯咖啡，但是任务正向网络让我保持专注，记住我想传达的信息，并用语言以合理的方式给我做出解释。

## 大脑在不同领导风格中的表现

有共鸣的领导者不仅让周围的人感到有趣，通常还能激发出人们最好的一面。托尼·杰克和理查德·博亚特兹（Richard Boyatzis et al.，2014）通过他们的研究发现，当人们回忆与共鸣领导者一起的经历时，他们的大脑也会显示出激活了更多的默认模式网络。换句话说，有共鸣的领导者也能让其他人更有共鸣的能力。

此外，有共鸣的人会激活与积极情绪相关的大脑中枢，让我们在他们身边或仅仅想着他们就感到快乐。在另一项研究中，博亚特兹和杰克（Jack et al.，2013）表明，有共鸣的教练和指导风格也会触发我们负责接近行为的大脑网络，产生一种渴望，希望在他们周围，并在需要时帮助他们。最后但同样重要的一点是，我们很有可能同意有共鸣的导师的观点，并愿意完成他们分配给我们的任务。

相反，不和谐的领导者也会让其他人变得更加不和谐。根据大脑扫描仪的结果，人们回忆与不和谐的领导者一起的经历时激活了任务正向网络，使他们更专注于手头的任务，更不太可能参与社会互动（Boyatzis et al., 2014）。不和谐的行为也会激活他人大脑中负责不愉快情绪的中枢，引起恐惧、焦虑和担忧等。这会导致回避行为，也就是说，我们很少想和不和谐的人待在一起，也往往不愿意经常和他们接触。最后但同样重要的一点是，实验参与者不太可能同意不和谐的实验人员的观点，不愿服从他们的指示（Jack et al., 2013）。

## 为什么不和谐的方式并非一无是处

那么，哪种领导风格更有益呢？这要视情况而定。如果这种情况需要分析思维，时间紧，务必高度专注，那么为了完成任务，不和谐的领导者可以帮助团队成员保持在任务正向模式中。在这种情况下，共鸣的领导者则会抑制任务正向网络，让人分心，团队成员很容易失去注意力，出现较多的错误。反之，共鸣型领导力对于那些从事与人打交道的工作是有益的，如经理、教师、店员、销售代表等。它鼓励人们作为一个团队工作，帮助团队做出共同的决定，使其具有创造力，并能想象一个更光明的未来。

总的来说，有共鸣的领导力往往能带来更高的工作满意度，团队成员更投入团队，压力水平更低，通常表现更好（别忘了，积极的情绪和较低的压力水平有助于提高前额叶皮层的功能）。另外，在一些关键时刻，如创办新公司、与不太称职的员工一起工作（因为他们可能需要细节指导来学习如何完成任务）、为了优良表现必须长期专注于任务的时候，我们就需要不和谐的领导方式。

在个人生活中，我们也同时需要这两种模式。共鸣的方式让我们能够在情感上陪伴朋友和所爱的人，真正理解他们的需求，做出共同的决定，并在一起度过美好的时光。当我们专注于一项需要全神贯注的任务时，比如订机票、开车、在网上银行处理业务或者做一顿复杂的饭菜，就需要不和谐的任务模式。说到做父母或者做个好老师，我们需要共鸣模式去真正理解孩子，提高他们真正的动机（这需要首先了解他们的个人价值观），鼓励他们开心、会玩，并帮助他们了解自己的情绪，适应不同的社会情境。但是，有时候也需要不和谐的领导风格，比如当我们帮助孩子专心做家庭作业或学骑自行车时，或者当我们赶时间，孩子再不上车就迟到了时。

## 如何在压力中实现科学领导

现在让我们看看你的生活。回忆一下你工作中充满挑战的一天 —— 可能是某项工作的截止日期快到了，或是不得不和不合群的人一起工作，又或是和团队成员发生了争吵。回到家，你的配偶、孩子、其他家庭成员、室友或朋友都在等你。他们渴望得到你的关注，想要分享他们这一天的新闻。你对此有何反应？如果你和大多数人一样，就可能会陷入一种不和谐的模式，无法配合他们。

当我们面临压力或感到不堪重负时，或者当我们有重要的事情要解决时，不和谐模式是我们大脑的一种自然状态。这样一来，我们不能满足我们最亲近的人的需求，很容易陷入冲突，这只会让情况变得更糟，因为又多了一件需要担心的事情。比较好的做法是与你所爱的人沟通，告诉他们发生了什么（我真的很想听听你这一天过得怎么样，但是我今天工作很紧张，我需要15分钟先放松一下），或者更好的做法是，在家里培养一个给人过渡时间的习惯。我们家就是这样做的。如果我的研讨会持续了很久，或者马修工作了整整一天，我们就让对方先吃晚饭，然后再一起聊聊。

有一点儿放松的时间，让大脑减少任务正向网络中的活动，通常会自然而然地让我们稍后更善于社交，因为这时候默认模式网络起作用了。此外，为了减少过度思考，平衡大脑活动，我们的身体需要得到补充，可以在沙发上坐坐或者懒洋洋地躺会儿，吃点喝点给身体提供营养，也可以到大自然中散散步，去锻炼，或者花点时间和所爱的人在一起。

在工作方面，紧迫的截止日期、团队成员表现不佳以及客户的抱怨都是我们产生矛盾的重要因素。这可能是不和谐的领导力如此普遍的主要原因，尤其是在那些要求规定的期限内出结果很常态化的行业。企业当然可以随意地开展各种领导力培训项目，但除非改变企业文化、减少压力、增加安全感，否则不会带来任何改变。

通过午餐时间的瑜伽课和免费的健身等活动来缓解压力很流行，但这些活动实际上只会减少压力的影响。要从根本上解决压力的诱因，人们需要有安全感。在我们的大脑看来，一场由没完没了的截止期限组成的马拉松就像不断被捕食者追赶，在这种情况下，共鸣式的领导力是不可能出现的。

此外，正如我们之前讨论过的，慢性压力会影响神经元的形态，减少新神经元的生成，使我们的思维适应能力下降。有趣的是，拥有安全和稳定的关系可以帮助我们处理这些问题。安全感能诱导大脑释放催产素，保护神经元免受压力激素的负面影响，创造适应力、灵活性和良好的工作能力。

因此，更重要的是，我们有能引起共鸣的领导者，他们关心团队的需求，让团队成员感到安全、受重视，帮助他们超越当前的压力时期，并在需要时以同情的方式提供支持和鼓励。公平对待员工对于降低压力水平也至关重要，总体上创造一个让员工可以掌握自己的表现和职业发展的环境。临时工合同、固定期限合同、不断换人的企业文化、找不到存在感、得不到部门经理有价值的监管，这些都会造成相反的结果。

## 建立更多共鸣的实用技巧

能带来改变的小事情包括：定期开会来了解你的团队成员；

为员工提供指导，让他们思路清晰，改掉影响效率的习惯；鼓励团队进行有意义的社交活动；最重要的是真正关心团队成员，公平对待他们。对于这种领导力来说，指导实际上是一种很好的方法。

我还记得 8 年前读约翰·惠特默（John Whitmore，2009）的《高绩效教练》（*Coaching for Performance*）一书，其中一章讲到如何把指导作为一种领导风格，读到这个的那一刻真让我感到震惊。他建议用开放式问题来帮助团队成员找到解决方案，这样，人们会感到更有参与感、更受重视、更被信任，对产出也就更投入。领导者可以训练自己的默认模式网络，真正了解他的团队成员。同时，这会在团队中培养更多的共鸣，帮助他们做出更好的共同决策，并由于催产素（能创造一种安全感、凝聚力和信任感）的作用，对压力情境有更强的适应力。约翰·惠特默创建了非常实用的 GROW 模型，可以用于团队、家庭成员，甚至也可以在自我指导中使用。让我来简单地介绍一下：

◆ G（Goal）代表目标 —— 你想要创造的是什么？你努力的方向在哪儿？在被现实问题冲昏头脑之前，我们要弄清楚自己的目标。目标可以是任何事情，比如在 7 天内完成给客户做的汇报演示，一个月减掉 10 磅，一个月挣 4000 英镑，在特定日期前完成书的初稿，等等。

◆ R（Reality）代表现状 —— 你现状如何？目前的这个项

目你已经完成了多少？你以前做过这项工作吗？你最近瘦了多少？你现在挣多少钱？还剩下几章没写？

◆ O（Options）代表选择——如何去实现你的目标？让我们看看一个月挣 4000 英镑的这个目标。你有哪些潜在的方法可以做到这一点？例如，把咨询时间增加 1 倍、换个新公司、卖车、投资理财等。如果你正在进行自我指导，尽可能多地想出一些选择，即使是那些感觉不可能的选择。如果你是在指导别人，就要不停地问"还有什么"，直到他们实在想不出来了。

◆ W（Willingness）代表意愿——在你刚刚经过头脑风暴想出来的所有选项中，你需要相互权衡，选择一个你愿意做的。如果任务量很大，最好先从很小的第一步开始，确保可以在当天或第二天完成。对于上面提到的几个目标，可以分别是：第二天早上要做的第一件事就是去准备两个 25 分钟时间段的汇报演示；下班后散步 30 分钟；给曾经合作过的客户发邮件；第二天早上要做的第一件事就是写 45 分钟的书。这是一种与同事、朋友、家庭成员（甚至是自己）能产生共鸣的非常令人兴奋的方法，这样可以了解另一个人内心的真实运作方式，帮助他找到自己的解决方案，而不是只微观管理、控制或情感缺失。

## 我们与生俱来的情绪传染

另一个对于理解我们如何互相影响至关重要的话题是情绪

和社会传染。我们每个人的大脑中都有一个所谓的镜像神经元系统（MNS），它使我们下意识地去模仿他人的行为。

这个系统最初是由贾科莫·里佐拉蒂博士（Rizzolatti & Craighero，2004）在对猴子运动皮层的研究中发现的。研究记录了猴子拿起花生放进杯子时的神经活动。令神经科学家吃惊的是，当猴子看研究人员执行相同的任务时，同样的神经元也相当活跃，所以这个神经系统既能让猴子来执行一个身体任务，也能让它们与他人的动作保持同步，这就是镜像神经元系统名称的由来。

对于人类来说，当我们看别人打网球、游泳、走路，或者当我们闭上眼睛想象自己或他人在做这些动作时，镜像神经元系统就会被激活。仅仅通过看别人从事体育运动或想象自己在做这些运动，我们就有可能提高自己的表现，因为用得越多，这个网络就越强大。这也是我们小时候学习的方式——看着别人做事，然后模仿他们。成年后，我们更容易下意识地模仿和我们关系融洽的人。

为了支持这一观点，在前面提到的托尼·杰克和理查德·博亚特兹的研究中（Richard Boyatzis et al.，2014；Tony Jack et al.，2013），当人们想到有共鸣的领导者时，大脑扫描显示镜像神经元系统活动增加，使他们更容易去适应自己的存在和行为方式。但是，与不和谐领导者一起的经历则会达到相反的效果——减少镜像神经元系统的活动，为下意识地模仿他人行为创造了障碍。

类似的规则也适用于情绪。目前还不清楚镜像神经元系统是否与同理心有关，尽管已经有很多的推测表明的确相关。在共鸣模式下，我们更有可能在情感层面上与他人建立真正的联系，既能通过我们的情感去影响他人，也能通过他人的情感来影响我们。当然似乎也存在个体差异，有些人的共情量表得分很高，而有些人则得分很低。

但是，不管怎么样，当我们产生共鸣（也就是激活了默认模式网络）时，比我们不和谐（也就是激活了任务正向网络）时更有同理心。这一点再怎么强调也不为过。无论我们的意图有多好，一旦我们的头脑里满是任务而陷入任务正向网络中，我们就不能真正地关心他人，这根本不可能。

所以，这是另一个根据情境来练习在任务正向网络和默认模式网络之间切换的原因，这样我们就可以在别人需要的时候去帮助别人，在必须完成任务的情况下去完成任务。我们在这两种模式之间切换得越多，这种切换就会变得越快越容易（这又表现出大脑的可塑性）。我们在任务正向网络中待的时间越长，就越不和谐，即使在社交场合也越来越难转换到默认模式网络。当然，这同样适用于默认模式网络。我们在默认模式网络中逗留的时间越长，就越难专注地完成任务，因此，在完成需要注意细节的分析任务上，我们的表现和效能可能会受到影响。

## 小结

我们都是领导者，因为我们的行为和情绪会对他人产生影响，既是有意识的，也是潜意识的。如果领导力是你生活中感到满意的领域，这意味着你已经养成了相当良好的互动习惯，既能拥有有意义的关系，又能转换到不和谐的模式来完成任务。如果你很难与人深入交流，或者通常不太能理解别人行为背后的动机，你可能需要发展你的默认模式网络，帮助你建立更多的共鸣。这样一来，随着你的任务正向网络活动的增加，你也会与他人的行动和情绪更加一致。

我们也很有可能会对他人产生类似的影响，帮助他们对我们的行为产生更多的同理心和理解力。这对于那些从事过分析工作并完善了任务正向网络活动的人（如研究员、数据分析师、程序员、会计）来说尤其有用。在这些职业领域中，晋升就意味着要去管理别人。当他们尝试着去理解并领导一个团队时，感到自己无能为力，于是给我发邮件寻求帮助。这种转变通常需要时间，因为它需要一套新的技能，开发一个默认模式网络来应对社交场合，并在适当的时候选择共鸣的风格。

我的许多客户都和我分享过，他们在自己的领域是专家，处理的事情或多或少都是能百分之百控制的，可是一旦涉及共鸣的领导力就感到恐惧。保持不和谐的风格会让你有熟悉感，也很有吸引力，因为你仍然是指导别人行动的专家。换成有共鸣的领导风格会让你感觉有点儿陌生和脆弱。同时，这种风格需要你去真诚地关心他人，并有真正去帮助他人的愿望。如果某人在装模作样以获取利益或操纵局面，我们的大脑可以很容易地识别出来。这肯定不会产生共鸣的领导力。我经常让我的客户去了解和他们一起工作的人，"跟我说说你管理的那些人吧"。一些客户听到这儿可能看起来很困惑，因为他们忙于思考需要完成的任务，或者尽量在员工面前显得足够聪明，却并不真正了解他们的员工。

　　同样的道理也适用于与伴侣、家人、朋友、孩子之间的私人关系。我们都渴望被爱、被接受，所以有共鸣的关系提供了一种更深层次地了解别人的方式。不和谐的关系则经常会让人感觉缺席，就好像有人在用高人一等的口气对你说话，你在别人眼里几乎是隐形的。

　　对于领导力来说，最不容易处理好的事情就是压力，因为我们每个人都很自然地在即将到来的截止日期、财务状况糟糕、过度紧张、努力在工作和家庭生活之间寻求平衡、精神疾病以及毒瘾的压力下进入一种不和谐的模式。

　　减轻压力的一些事情，如良好的睡眠习惯、有规律的休息和适当的营养，都确实很重要（如第五章所讨论的），但最重要的是处理压力出现的原因。有时原因很显而易见（比如月底我没钱付房租，我妻子离开了我），但其他时候，压力是由多个领域一个个不起眼的瑕疵累积而成的，可能需要更深入的挖掘才能发现。

要想成为最有激发力的领导者，我们需要考虑以下几点：

（1）重要的是要认识到在不同的情况下我们倾向于哪种领导风格，并评估这是不是最合适的风格。

（2）默认模式网络和任务正向网络相互抑制，所以我们需要将分析任务和社会任务区分开来，这样我们才能在两者中都表现得最好。

（3）我们必须评估受到这些方式影响的人的需求——他们是需要专注于任务（这种情况下需要任务正向网络），还是需要同理心和社会联系（这种情况下需要默认模式网络）？

（4）压力和疲劳自然会让我们不和谐，因此需要定期的减压活动和能量补给活动来保持共鸣。

（5）我们通过镜像神经元系统相互连接，这使我们能够了解他人的情绪和精神状态。因此，我们的情绪和行为是有感染力的。

# 第八章
## 改变你的人际关系

**在本章你将会学到：**

- 为什么我们要发展某种关系动态，我们为此能做些什么。

- 为什么我们会被对我们不好的人吸引，我们如何改变这种情况。

- 当我们坠入爱河时，我们的大脑会发生什么，为什么那个阶段不能持久。

- 为什么我们终于开始看彼此不顺眼了，我们如何改变这种情况。

- 建立一种能够持久相爱和真正友好的关系需要什么条件。

　　本章我们将探讨人际关系的重要性及其对我们大脑的影响。我们中的许多人都会经历初恋的那种温暖时刻，或者当我们与关心我们的朋友，甚至是与我们关系融洽的同事在一起时，会有一种非常美好的感觉。这些感觉由一种叫作催产素的化学物质产生。催产素不仅能让我们感觉良好，还能增强大脑可塑性，保护大脑免受慢性压力的负面影响，帮助大脑正常运转。相比之下，不可预测的、争论不断的和其他有压力的关系（都称为敌对关系）却恰恰相反：它们会降低大脑可塑性，阻碍我们的创造力，降低同理心，并用慢性压力侵蚀我们的生活。

　　然而，建立积极的关系并不总是容易的。我们每个人都有一个完全不同的大脑，它影响我们的思维和交流，这意味着我们对同一事件的反应是不相同的。当我们试图只用自己的大脑去理解别人的行为时，就会出现问题，潜意识里假设他们和我们一样，导致一系列误解。通常情况下，即使我们明白自己与他人不同，仍然会感到失落和被误解，这会影响到我们自己的幸福和关系的发展动向。此外，在一段感情的不同阶段，我们的大脑也会表现出显著的差异，这让事情变得更加复杂。在这一章中，我们将看看在一段关系的不同阶段会发生什么，哪些因素对建立真正的伴侣关系和维持爱意至关重要。

## 认识你的依恋风格

从我们出生的那一刻起，就不可避免地受到人际关系的影响。我们首先与父母和其他照顾我们的人建立了主要的关系。基于父母和照顾者建立起来的人际关系动态，我们发展出不同类型的依恋，这影响到我们的行为、个性特征和未来的关系类型。

◆ 当父母不仅在身体上而且在情感上陪伴孩子时，**安全型依恋**就会形成。这让父母能够注意到孩子的需求，并有效地满足他们。此外，父母设定了明确的界限，而且他们的行为保持一致。当孩子感到不安时，这种状态会得到证实和缓解（"你害怕这只猫吗？我知道有些动物会让人害怕，不过咱们来试着去了解这只猫，可能它很友好"）。孩子的杏仁核让他们知道世界是一个安全的地方，他们以自己本来的样子被爱、被接受着。此外，孩子的努力也会得到关注、鼓励和赞扬（"你自己在爬台阶，真是一个勇敢的女孩"）。如果需要，家长还会提供建设性支持。换句话说，这样的孩子对父母和他／她自己都有正面的印象，独立、自信，能与他人保持健康的界限，对适度的情感亲密和接近感到很自在。

◆ 当照顾者对孩子没有付出感情时，孩子就会产生**疏远／回避依恋**，从小就需要学会自我安慰和自立。这种情感缺乏通常由一些原因造成，包括很有挑战性的工作、出差、上瘾、抑郁、家庭成员多、家庭成员生病等。孩子会产生一种感觉，当他／她有需要时，没有人会真正在他／她身边。这就给孩子造成一种持久的感觉，即他／她需要自力更生（即使不再需要仍会有这种感觉），与他人保持距离，无法从人际关系中获得情感。

◆ **痴迷／焦虑型依恋**通常是遗传倾向（气质）和家人不一致或不负责任的养育方式造成的结果。如果孩子接收到的信息有好有坏，就会困惑、缺乏安全感、对照顾者依恋。这种孩子对未来的关系投入过多，他们的自我价值依赖于他人的认可。拥有这种依恋方式的人需要很多安慰和积极的鼓励，这样才能健康成长，并能在充满爱、全身心投入、情感丰富的关系中与另一个真正在意这种关系的人建立安全感。

◆ **恐惧型依恋**源于敏感的性情，以及早年被拒绝和批评的经历。有这种依恋方式的成年人在寻求人际关系过程中总是害怕被拒绝。因此，他们最终可能遇到一个过度依恋和需要帮助的人，这类人的持续存在和依恋可以让他们感到安全和安心，减少被拒绝的恐惧，但往往会导致相互依赖的关系模式。

## 实践中的依恋理论（我自己的故事）

在人际关系旅途中，当我们从童年创伤阴影中走出来时，可以发展出不同的依恋方式。让我用自己的故事来说明这一点。我在一个有 5 个孩子的家庭中长大，5 个孩子的年龄相差不大。我妈妈有一份全职工作，在幼儿园担任主任和教师。爸爸全职做电气工程师，业余时间参加国际象棋比赛。当哥哥和我还在蹒跚学步时，他是一个非常细心、非常有趣的父亲。但不幸的是，他后来开始对酒精上瘾，情况发生了变化。他从家里退出了，大部分时间都待在他自己的工作室里下棋、喝酒。

此外，我们有个小农场，养了奶牛、猪、鸡，种植蔬菜，还有一个很大的果园。它们完全由我妈妈和我们 5 个孩子管理。妈妈非常辛苦。每天从早上 8 点工作到下午 6 点，其余时间就是做饭、打扫卫生、照看农场的动物。每天她都是早上 4 点 30 分起床，晚上 11 点多上床睡觉。针对我爸爸喝酒、对农场不管不问、给我们这些孩子树立坏榜样这些事儿，他们争吵不休，这可能也是爸爸酗酒的一个原因。

作为家里比较大的孩子，我要在妈妈在农场干活时照顾妹妹们。我觉得我必须坚强起来，保护妈妈和妹妹，这对于仅仅十几岁的我来说是一项重大责任。我形成了一种明显的疏远依恋，变得非常机智、自立，在大学期间和情感上难以捉摸的男生约会。我最大的梦想是拥有一个幸福的家庭，和一个能与我建立真正伴侣关系的人在一起。

然而，如果我找不到治愈的方法，这是根本不可能的。不幸的是，我的哺乳脑总是被那些情感上难以接近的男人所吸引，和他们的关系总能让我想起和我爸爸的关系。这给我带来了很多痛苦，因为当我在困难时期，比如读博士的时候，总是觉得自己被忽视了，感觉不到伴侣的陪伴。一旦我在一段关系中产生了强烈的依恋，我的风格就从疏远／回避转变成痴迷／焦虑，这让我对这段关系着迷。

当我和伴侣在一起时，我的杏仁核会有一种安全感，当我们分开时，它就会崩溃。不用说，这导致我花了很多时间和伴侣在一起，这在一开始很好，但也损害了我生活的其他方面——朋友；锻炼；花更多时间做我喜欢的工作；如果需要离开我的伴侣，我就拒绝一些机会。我也很黏人，不给我的伴侣太多自由，如果真的给了他自由，我内心就会很痛苦。因此，我开始研究如何将这种相互依赖的关系转变为一种界限清晰的彼此成就的关系。

我们需要看清事物的本质。如果我们想要治愈关系，就需要了解关系发展的根本原因。对实现这一点最有帮助的方法是根据艾瑞克·伯恩（Eric Berne，2015）精神分析理论中的交往分析（TA）来实现儿童自我治愈。

# 如何治愈童年和过去的感情创伤

根据交往分析理论，我们每个人都有 3 种人格状态：成人自我状态（IA）、儿童自我状态（IC）和父母自我状态（IP）。我们会根据情境和大脑活动进入这些不同的状态：

◆ **成人自我状态**由一个运作良好、积极的前额叶皮层创造。在这种状态下，我们保持理性、客观，能够以平衡的方式评估当前的情况，理解自己和他人的需求与情绪。

◆ **儿童自我状态**代表哺乳脑主导的状态。这意味着开心、好玩（自然状态下的孩子），可是后来杏仁核被触发（逐步适应的孩子），由此产生情绪反应（嫉妒、愤怒、攻击）或停止工作。

◆ **父母自我状态**代表了我们早期成长过程中父母的行为和沟通方式留给我们的印记。童年时期经历过很多批评的人往往有强烈的、爱批评的父母自我式的声音，而那些以一贯的方式被养育的人通常会发展出一个有教养的父母自我状态。

儿童自我创伤和父母自我风格的结合形成了我们个人的创伤行为。根据我们在童年和以前的恋爱关系中的不同经历，儿童自我创伤可以分为遗弃、内疚、信任和忽视。我可以强烈地联想到遗弃带来的伤痛，因此，当我的伴侣在我身边时我最幸福，可是当他长时间不在时我的杏仁核就崩溃。理性地说，这没有道理——我知道他没事，会回来的，没有任何迹象表明他要离开我，但我的杏仁核就是不相信这一点，因为哺乳脑无法理性地思考，无法客观地评估形势。

## 儿童自我治愈／杏仁核脱敏

为了治愈我的杏仁核，我需要经历以下这些步骤：

（1）**重新培养父母自我状态**：用我的理性成人自我状态（前额叶皮层）来训练我的父母自我状态（前额叶皮层和哺乳脑中枢的结合），这样可以缓解我害怕被抛弃的儿童自我状态。我的父母自我状态特别爱挑剔，它所擅长的就是批评我的儿童自我状态，产生消极的内心对话："别傻了，没什么好担心的""你太不讲理了，别再胡闹了"。但这会让儿童自我状态感觉更糟糕，可能会带来恶性循环。

（2）**验证儿童自我状态的感受**：用来自父母自我状态的养育信息去验证儿童自我状态的主观体验，并提供安全感和新的视角："我知道你害怕、孤独，但你并不孤单。你有我，还有其他许多真正关心你的人。你很漂亮，有天赋，可以为你们的关系注入很多内容。你的伴侣真的爱你，每天她／他都将生活中最好的方面给了你（这里可以插入一些证据，例如她／他每天回家陪在你身边；选择与你结婚／与你生孩子）。"（这提供了新的视角，并以关心和温柔的方式拓宽了儿童自我状态的思维。）

（3）理解并满足儿童自我状态的需求：父母自我可以问问儿童自我："你现在需要什么？""我怎样才能帮你感觉好些？"通过这种方式，我们可以知道，我们哺乳脑中枢的需求没有完全得到满足。是安全，是重要性，还是爱与联系？带着这个问题坐下来，一旦你意识到哪些需求缺失了，就想想如何帮助你的儿童自我状态来满足它们。例如，缺乏安全感可以通过某种温暖仪式来解决（泡个热水澡或其他关爱自己的行为），或者父母自我状态向儿童自我状态解释你目前生活中过得不错的地方（"我知道你很害怕，但我们有足够的积蓄，在财务上非常安全。我们也很健康，住的地方也很不错"）。

如果你以前没有做过任何儿童自我治愈，那么进行这种内心对话会感到非常奇怪，你可能不愿意这样做。在这种情况下，你可能需要多读一些关于儿童自我治愈的内容，以便自己对其进行评估［比如拉普沃斯和希尔斯（Lapworth & Sills，2011）］。在对客户和我个人生活的指导中，我已经看到了这种技巧的巨大效果。所以，找到一种内在的方式来抚慰你的杏仁核，可以减少情绪反应、需求和怨恨，让你从前额叶皮层主导的、平衡的、客观的成人内心角度来应对各种情况。

过去的创伤不容易改变，它需要反复持续地暴露在相反的环境中，以建立新的人际网络。有趣的是，当我们处于一段充满爱和始终如一的关系中时，催产素会增强大脑的可塑性。作为一种即时效应，催产素可以创造一种信任感和安全感，让大脑进入蓬勃发展的模式。在这样的状态下，我们可以享受学习和改变带来的乐趣。身体和大脑可以放松，转向副交感神经系统，为新皮质提供良好的氧气和营养。这增加了我们的视角和行为模式，使我们能够以更客观的方式来评估情况。根据交往分析的理论，我们可以在成人自我状态下工作，对当前的情况而非过去的创伤做出反应。即使在童年和/或过去的关系中有过伤害甚至创伤，我们也还可以建立和加强新的网络，向我们的哺乳脑中枢发出安全信号，这就逐渐改变了依恋方式。

相比之下，压力和不稳定的关系会让我们的大脑进入生存模式，在这种模式下，我们根据杏仁核主导的反应来做事。敌对关系中不断升高的皮质醇水平会抑制大脑可塑性，使我们难以改变旧模式。杏仁核主导的思维会扭曲现实，进一步减少了选择。我们恢复到一种适应的儿童自我状态，导致过去的伤害浮出水面，夸大了我们的反应。

我们在这些关系中待得越久，过时的大脑网络就变得越强大，随着时间的推移，越来越僵化的模式就会形成。我们这样做会遭到伴侣的拒绝、批评甚至抛弃，给杏仁核积累了更多的创伤（称为杏仁核过度敏感）。这种恶性循环让我们更加被动，强化了过去的伤害性依恋方式。

　　所以，要想在这个领域摆脱困境，我们需要与有利于我们身心健康的人在一起。但一次又一次，我们似乎像磁铁一样被我们所谓的"错误的人"吸引——为什么？此外，当我们遇到某个人并感觉到某种"化学反应"或非常强烈的身体吸引力时，即使我们看到他们的行为中出现了重大危险信号，也需要付出巨大的努力才能避免卷入其中。为什么会这样？我们能做些什么呢？

## 为什么我们选错了人

　　在我的人际关系指导课程和研讨会上，我被问到的一个主要问题是：为什么我会被错误的人吸引？在《获得你梦想之爱》（*Getting the Love You Want*）一书中，心理治疗师兼畅销书作家哈维尔·亨德瑞克斯（Harville Hendrix，2020）讨论了他的意象理论，解释了这一悖论的根源。

　　根据亨德瑞克斯的说法，在童年时期，我们对父母和其他照顾我们的人形成了依恋，其中某些行为和特征给我们带来痛苦，而其他的则给我们带来快乐。通过这种方式，我们创建了一个由熟悉特征组成的矩阵，与积极联想和消极联想都相关。理性地说，我们希望避免所有被我们贴上消极标签的特征，但我们的哺乳脑中枢不管积极还是消极，只是被熟悉感所吸引，因为这给了它一种安全感。长大后，我们认为我们会选择一个支持我们价值观的人，避免小时候的不愉快的经历。

然而，当我们遇到一个似乎满足前额叶皮层评估中所有条件的人时，我们的哺乳脑中枢却保持沉默，因为这种关系没有带来任何记录在案的熟悉感。别忘了，哺乳脑的输入对创造情感至关重要，所以沉默的哺乳脑不会让我们坠入爱河、身体受到吸引或产生与那个人共度时光的欲望。

相比之下，如果我们遇到一个人，他/她与小时候照顾我们的人有足够多的熟悉特征，哺乳脑就会像蚊子被灯光吸引一样被吸引到那个人身上——我们也不知道为什么（因为前额叶皮层不知道哺乳脑的动机），但就是会被那个人迷住。我们会说，"哇，我好像认识你很久了""我们有这么多的共同点，我简直不敢相信"。其实，哺乳脑真正想说的是，"妈妈/爸爸，我与你们重逢了！"

根据哈维尔·亨德瑞克斯（Harville Hendrix，2020）的说法，这说明你已经遇到了你的意象匹配者——一个由你的哺乳脑通过混合、匹配你的父母和其他看护者的特征而建立的形象一致的人。当我们与那个人共度时光时，哺乳脑的奖赏中枢——腹侧被盖区产生多巴胺并将其输送到伏隔核，伏隔核会带来愉悦感，多巴胺让人容易上瘾，因此我们的生活全是围着这个人转。腻在一起的时候，你觉得还不够满足；分开的时候，你就会情不自禁地想念。

此外，腹侧被盖区还有与前额叶皮层相连的充满 γ - 氨基丁酸的神经元，这些神经元会抑制批判性思维，因此无法可靠地评估那个人是否适合我们。这样一来，我们就越来越多地参与和投入这段关系中，沉迷于好的方面，而忽视坏的方面。这是一段关系的第一个阶段——浪漫爱情阶段。

让我们以杰基和托尼这一对情侣为例。他们在托尼公司举办的工作聚会上相识。托尼是一个负责任、严肃的人，这让杰基下意识地想起了她的父亲。父亲非常专注于工作，对家庭很负责。由于父亲经常出差，杰基和他在一起的时间不太多，但她能感到父亲的爱和关心。杰基很珍惜每个星期天和父亲一起度过的时光，还偷偷地与她的弟弟蒂姆争夺父亲的注意力。

托尼的父母爱旅行，喜欢去高档餐厅，身边总少不了朋友，属于浮夸的类型。托尼很内向，讨厌频繁的旅行带来的变化，不喜欢新认识的人，对父母强塞给他的各种各样的爱好也不感兴趣。尽管如此，见到杰基，这么一位穿着无可挑剔、游历丰富、兴趣广泛的女士，还是让他感到兴奋，对他的哺乳脑来说有一种陌生的熟悉感。他们一见如故，开始经常待在一起。

在这段恋情的浪漫阶段，杰基和托尼非常投入，他们暂时把各自的生活、欲望和优先事项都融合在一起。他们从这段关系中得到了很多的回报，其他一切都不在他们优先考虑的清单上了。不幸的是，这一阶段注定不能长久。大脑的奖赏中枢变得脱敏，减少了多巴胺的分泌量，使我们不再那么迷恋那个人。这时候，我们的前额叶皮层闯入并开始发挥作用，让我们对这个人的看法更客观。我们可能会开始优先考虑我们的工作、朋友和爱好，改变这种关系的发展动态，进一步加剧摩擦和争吵。正如哈维尔·亨德瑞克斯（Harville Hendrix，2020）所说，欢迎来到一段关系的"权力斗争阶段"。

## 当我选择 Ta 时，我在想什么

"为什么我在一段关系中不快乐？"我的客户经常问我这个问题。首先，这个问题已经凸显了人们对浪漫关系的实际作用有普遍误解。客户向我解释说，他们只想让自己的生活变得美好、轻松，他们的伴侣能总是支持他们。期望我们的伴侣总是支持我们、从不批评我们是不现实的。每个人都是一系列对立面的组合，通过个人价值体系的棱镜来看待世界。因此，当我们选择伴侣时，彼此之间通常会在价值观上有一些重叠，形成某些共同点，但另有一些价值观可能超出了我们各自的价值体系。

### 被不同价值观的人吸引

让我们再来看看杰基和托尼。杰基喜欢在城里度假，喜欢漂亮的衣服、爵士音乐会，经常和朋友一起出去吃饭。她在城里工作，担任管理顾问，挣多少花多少，还经常在月底入不敷出。托尼在信息技术领域兢兢业业——他工作时间很长，晚上想在家吃外卖，或者简单做点儿饭，然后看电影放松一下。他热衷于储蓄和理性投资。考虑到他的投资组合，他完全可以退休，但他热爱自己的工作，希望创造更多的财富。

杰基总是把钱花在时尚服装、昂贵的音乐会和美食上，这让托尼很生气，他认为这是杰基不负责任的表现。杰基也开始觉得托尼的生活很无聊，他们不能一起去不同的城市旅游，探索新的餐厅，享受世界上最好的爵士乐，这让杰基感到很失望。他们俩谁是对的？当然，这个问题很蠢，因为我们总是站在价值观更接近我们自己的一边。

我们的童年经历可能也会影响我们的价值观和对他人行为的理解。假如我们的父母非常节俭，他们对省钱的执着给我们带来了痛苦（比如不能去滑雪，或者其他孩子穿着时尚，自己却不得不穿便宜衣服），这样我们会倾向于反抗这种行为。或者，假如有权威人士和家长式的人物向我们灌输攒钱的重要性，我们可能会认为托尼是负责任的人，而杰基不够成熟。如果我们的父母对金钱很随意，我们成年后可能会想要去寻求财务安全。但是，如果我们的美好回忆与父母在我们需要的任何东西上大手大脚、生活奢华有关，这可能也会吸引我们，把我们推向杰基式的生活方式。

所有这些经历加起来都会触发我们的奖赏或痛苦中枢。我们习惯去追寻与快乐相关的行为，试图避免那些带来痛苦记忆的行为。不过，有趣的是，为了扩展和成长，我们也很可能会与在价值观上挑战我们的人在一起（比如托尼和杰基）。在他们恋爱的浪漫阶段，托尼不太在意自己的工作，愿意暂停工作与杰基共度时光。他愿意去探索爵士乐演出，出去吃昂贵的晚餐，兴奋地听杰基讲她旅行时的故事。杰基对托尼稳定、善良的性格印象深刻——有他在身边她感到安全，也佩服他对工作的奉献精神。

### 当伴侣之间的价值观开始冲突时

浪漫阶段结束后，第二阶段——权力斗争阶段——开始。托尼忙着赶工作，对杰基的关注不像以前那么多了。杰基感到孤独，渴望托尼曾经对她表现出的关注。此外，他们曾经相互欣赏的特质开始困扰他们。当然，当我们初见面时，行为上的差异确实会让我们兴奋和新奇。在一起生活一段时间后，这些差异开始与我们自己的价值观发生冲突。杰基奢侈而昂贵的生活方式正在挑战托尼积累财富的欲望，而托尼对工作的投入也使杰基失去了旅行的机会，她不想因为旅行而与托尼分开太久。他们开始生气，争吵越来越多。

## 调整价值观，建立有意识的伴侣关系

为了达到第三个阶段，即有意识的伙伴关系阶段，我们需要完全接受对方，并学会与他们有效地沟通和合作。为了获得认可并改变他们各自的观点，托尼需要将他的价值观与杰基的价值观联系起来，反之亦然。约翰·德马蒂尼博士（Dr John Demartini，2007）开发的循序渐进的过程可以帮助他们做到这一点：

（1）托尼需要使用我们在第三章中介绍的德马蒂尼价值问卷来确定3件最看重的事情。托尼的是：①工作；②财务；③和杰基的关系。

（2）杰基需要做同样的问卷调查来确定她最看重的3件事情：①恋爱关系；②激动人心的经历：旅行、美食、爵士音乐会；③审美：漂亮的服装、室内设计。

（3）托尼需要将杰基的3件最看重的事情与他的3件最看重的事情联系起来，以此来确定杰基关心的东西如何能具体地服务于他所关心的东西。这个清单可能看起来像这样（我在这里先列出7条，但如果可能的话，建议将清单扩展到20条、30条甚至50条，这样就能在不同的价值体系之间建立起完整的积极关联）：

· 杰基对我们关系投入很多，她总是可以花时间和我在一起，适应我的工作日程。

· 杰基鼓励我旅行，可以帮我在国外创造商机。

· 杰基长得很好看，很擅长挑选漂亮的着装。我可以从她身上学到很多东西，让我在商业伙伴眼中有更好的形象。

· 杰基探索新活动的愿望可以拓展我对新商业理念的视野，从长远来看，能为我创造更强的财务适应能力。

· 杰基想花很多时间与我在一起的愿望可以鼓励我花更多的时间远离工作，帮助我的前额叶皮层补充能量，第二天能更好地工作。

· 去参加高质量的音乐活动，享受美食，或者仅仅和杰基一起度过一段愉快的时光，都会导致我大脑中多巴胺、血清素和催产素的释放，更多的血液流向我的新皮质。这反过来会让我变得更敏锐、更有创造力。

· 在与杰基共度更多时光的过程中，我也在训练我的默认模式网络，这能让我在工作中成为一名更具共鸣的领导，在更深层次上与客户建立联系。

（4）杰基也需要将托尼的价值层次与她自己的联系起来，就像托尼在上一步为她的价值层次所做的那样。在做这项活动时，我们需要尽可能地保持创造力和开放的心态，所以保持相对平静和充分休息的状态是可取的。如果你对伴侣感到非常不满，或者被其行为所伤害，就可能需要先去散散步或做做呼吸练习。

这个练习应该有助于减少价值层次差异带来的摩擦。如果其中一方感觉不如另一方，那就把这个练习扩展一下，将你的价值观与对方的价值观联系起来——你关心的东西如何能具体地为对方服务？这能有助于平衡这段关系。如前所述，如果这段关系的发展触发了很多过去的伤痛，那么用儿童自我治愈方法来安抚杏仁核也很重要。在下一章，我们将讨论托尼和杰基怎样才能开始更有效地沟通，让他们感到被倾听、被尊重，并达成妥协。但在此之前，让我们先来看看研究专家兼畅销书作家约翰·戈特曼博士（Dr John Gottman，2018）通过20年的人际关系研究提出的成功人际关系的7条原则。

## 培养真正的友谊

约翰·戈特曼博士对如何造就一段成功而持久的关系感到着迷和困惑。尽管婚姻咨询业蓬勃发展，但在过去50年里，美国甚至世界各地的离婚率飙升，这促使他下了决心，要去真正理解为什么有些夫妇婚姻成功，而另一些却失败了。为了实现这一目标，他建立了自己的公寓实验室（也被称为爱情实验室）。在那里，实验人员让情侣们在监控情况下在24小时内做他们通常做的事情，并监测他们的压力水平（测量心率和尿液中的皮质醇水平）。和伴侣共度一个这样的周末听起来确实很尴尬，但是大多数夫妇很快就适应了，过着平常的悠闲时光，该争吵就争吵。在下一章，我将和大家分享如何形成建设性沟通以及什么沟通风格对人际关系具有破坏性。现在，我们来看看建立稳固持久关系的7条核心原则。

被戈特曼称为"大师"的每一对夫妇都非常擅长遵守下面的 7 条原则，他们要么自然地完成，要么能有意识地努力记住并去做。被贴上"灾难"标签的夫妇在实践每一条原则方面的得分都很低，而且往往看不到这样做的意义。下面的这些原则将适用于那些处于"大师"和"灾难"之间位置的夫妻，他们仍然有在一起的渴望，但感觉正在逐渐疏远。前 3 条原则涉及加强友谊；后 3 条原则处理冲突；最后 1 条原则涉及最高层次的联系，即如何创造共同的意义。

（1）**强化你的爱情地图（不断了解你的伴侣）。**如果我们在一段关系中觉得自己没有存在感，就不会感到安全、重要或与他人有联系。因此，一段愉快且持久的伴侣关系需要去真正了解彼此，定期更新我们对对方的内心地图的认知。这样做也能强化一个看法，即对方想的和我们不同，经历的情况也和我们不同。

此外，和伴侣讨论一些重要事件，分享不同的感知，能减少心思解读和事后猜测，最终会带来更好的理解、情感上更多的联系和更亲密的关系。我们可以问对方一些开放式的问题，比如："你最喜欢什么活动？""你工作中的压力从哪儿来？""你最大的恐惧是什么？""你最喜欢育儿的哪些方面？""你对未来 5 年有什么计划？"这些问题的答案似乎很明显，我们可能不愿意问，一方面是觉得自己知道答案，另一方面是担心我们的伴侣可能期望我们知道答案。但实际上，我们不知道，我们有不同的大脑，只能根据自己的思维方式进行猜测。

知道真正的答案会让你对对方的内在机制有更多的了解，而你的伴侣也会觉得你更关注她/他。同样重要的是，你也要分享关于你自己内心世界的高质量信息，比如深刻的欲望、恐惧、梦想、过去的经历、当前的挑战和快乐。我们不是为心思解读而生，如果你确实因为伴侣不了解你的这些重要事情而感到不满，那么你也应该承担部分责任。"分享就是关心"这句话我们都很熟悉，这句话绝对适用于夫妻之间。提出高质量的问题并相互分享重要信息会带来更持久的友谊和伴侣关系。

（2）培养你的喜爱和赞美。你不可能对任何你不喜欢或不尊重的人拥有真正持久的爱。你可以拥有爱情的浪漫阶段，这主要是基于身体方面的吸引力，但是吸引力会逐渐消失的。持久的爱和友谊需要按对方本来的样子去接受和拥抱他们。将他人的存在方式与你最看重的3件事情联系起来，可能会帮助你以更积极的方式看待其中的一些差异。

另一种在长期关系中重新点燃喜爱和赞美的方式是回忆这段关系是如何开始的，并分享这些故事——你们是怎么认识的？是什么吸引了彼此？你们一起度过的最好的假期是什么时候？你的伴侣有什么天赋？她/他真正最看重的3件事情是什么？随着时间的推移，没有得到解决的冲突和怨恨不断累积，我们经常对另一个人产生负面偏见。

杏仁核最感兴趣的是别人做错了什么，却完全忽略了他们做过的所有那些美好的事情。所以，开始关注另一个人真正出现的场合，思考她／他的价值观如何与你的价值观相联系，这能帮助抵消杏仁核偏见，让你对那个人有一个更客观的看法。但是不要就此止步——与你的伴侣分享你欣赏、赞美她／他的方面，可以是现在的也可以是过去的。开始养成分享彼此积极面的习惯，可以在两人关系的困难时期起到一定的缓冲作用。

（3）面向对方而不是背离对方。在与伴侣互动时，你的关注度、努力程度、付出的时间是带来心理安全、重要性和真正联系所必需的。如果我们感到被冒犯了或只是太忙了，就可能会封闭自己，不愿与人交谈。在这种情况下，一定要解释正在发生的事情，然后将互动推迟到一个更合适的时间。

有时，我们养成一种习惯，通过收回对伴侣的关注或联系来满足自己对重要性的需求（例如，"他昨天不听我讲我这一天过得怎么样，所以我现在也不听他在说什么"）。这可能对我们的关系非常有害。其实，在某些情况下，将我们的感受融入更开诚布公的沟通中会带来明显的不同："我对你这一天的情况很感兴趣，但有件事我需要先和你分享。昨天晚上，我非常想和你说说我这一天过得怎么样，但你似乎很不当回事。我感到很难过，因为我们之间的联系和相互支持对我来说非常重要。我们能不能谈谈昨天晚上你发生了什么事，让我更好地了解你的行为？"

开诚布公对应付棘手的情况必不可少。避而不谈或退而求其次可能会带来暂时的缓解，但从长远来看会破坏关系。此外，夫妻之间还可以有自己的方式来感觉到彼此的陪伴——手拉手、保持眼神交流、在对方说话时放下电话或暂停看电视都是不错的做法。明确地讨论这些事情可能是个好主意，比如，你最喜欢别人用什么样的方式倾听？什么样的行为会让你封闭自己或感觉自己被忽视？

（4）让你的伴侣影响你。在长期关系中，完全独立或完全相互依赖是不会持久的。成功的长期关系需要两个人共同维持关系的发展，做出共同的决定。在这种所谓的相互依赖的关系动态中，双方都接受各自在养育子女、家务分配、处理金钱、生活状况等方面的差异。如果双方都试图百分之百地以自己的方式做事，就会产生一种敌对关系，随之而来的是不断的争斗和紧张气氛。如果一方为了保持和平、让另一方快乐而完全让步，那么随着时间的推移，就会产生怨恨，带来很多没有得到满足的需求。

为了创造一个各自的需求都能得到满足的局面，需要公开讨论这些分歧并做出妥协。不过，这的确需要把你和你的伴侣放在同一水平上。如果我们认为自己比对方更有资格或更好，往往就会发号施令，批评对方，让对方屈服，导致对方缺乏重要性、联系能力和表达能力，而双方都会缺乏真正的伴侣关系。如果我们迷恋伴侣，把对方看得高我们一等，我们就会退缩，服从命令，并随着时间的推移失去自我实现的机会。通常情况下，我们可能会在把伴侣当偶像崇拜和轻视她/他之间做出选择。如果这是当前的关系动态，那我们就需要努力平衡我们的感知，使关系变得顺畅。

**约翰·德马蒂尼博士的突破性方法**：在这个方法中，我们写下最钦佩对方的5个特质，以及我们最瞧不上的5个特质。然后我们挑战这些认知，问自己："这个人何时何地表现出了相反的特质？"一开始做起来可能会有点儿不顺手，尤其是当我们在说某个特质的时候内心会用"总是"或"从不"这样的字眼。事实上，我们都有相同的这些特质，只是会在不同的环境以不同的程度展现出来。

最好在你对伴侣没有强烈不满的时候做这个练习，以减少这种偏见。好好想一想，至少要找出5—10个例子，表明对方每种特质的相反一面（消极特质和积极特质都包括在内），目的是来平衡这种扭曲的认知。下一步是看看我们自己身上的这些特质——就是这些相同的特质自己是怎么表现出来的，也写出来5—10个例子。这可能发生在你生活的另一个领域（例如，你正在研究伴侣对你很挑剔这个特质，你可能会发现你对对方、对你的孩子、对你的同事和对你自己也都很挑剔）。对我们的伴侣和我们自己建立更客观的看法自然会让我们处于同一水平，这对于发展相互依存的关系动态、做出每个人的需求都考虑在内的家庭选择至关重要。

（5）**解决你可以解决的问题。** 我们必须努力深入挖掘冲突的根源 —— 对方想要满足的需求是什么？学会以非暴力的方式沟通这些需求和差异，让我们更好地理解对方的动机，这比试图找到解决方案的共同基础要容易一些。

（6）**有些问题不能通过妥协来解决。** 这些问题可能源于人与人之间的根本差异。如果双方都接受这些差异，并学会与这些差异共存，仍然可以带来持久而幸福的关系。如果我们试图让对方成为我们想要的人，而不是去拥抱本来的她／他，那将导致无休止的冲突。探索这些看似无法解决的差异如何为我们服务，而不是妨碍我们，将有助于我们改变看法。

以托尼为例，他真的致力于省钱，尽可能地努力工作，这在杰基身上引发了怨恨和孤独感。如果杰基能更清楚地了解托尼的这些特质是如何为她和他们的关系服务的，而不是专注于试图改变托尼的方式，她将更好地理解和欣赏托尼。此外，这里最好避免"道德判断"，比如"尽心尽力的丈夫应该怎么怎么样""优秀的父亲应该怎么怎么样"。这样做只会让我们陷入一种幻想，无法欣赏双方各自真实的样子。

（7）**创造共同的意义。** 除了加强友谊、消除因分歧而产生的摩擦之外，为这段关系添加共同的意义将有助于保持关系的新鲜感、兴奋度，并让我们建立特殊的共同体验。对于每对夫妇来说，建立共同意义的方法会有所不同。有些夫妇可能喜欢分享一个共同的爱好（比如打网球、登山、旅游），另一些夫妇则通过成功地共同抚养孩子、经营企业或把房子翻修成梦想中的样子来做到这一点。在日常生活中，即使是一些不起眼的"共同仪式"，比如每个星期天上午去个原来没去过的咖啡馆吃早午餐，或者一起学习烹饪不同的食物，也会产生巨大的影响。和你的伴侣展开一次头脑风暴，找到对你们双方来说都激动人心的一个合作项目，然后开始付诸行动。

上述 7 条原则能为建立持久的关系、加强联系、巩固爱情奠定坚实的基础。事实上，最近的独立研究（Davoodvandi et al., 2018；Garanzini et al., 2017）已经证实，遵循这 7 条原则的夫妇都显著改善了他们的婚姻适应度和亲密关系。在下一章，我们将讨论如何加入开诚布公的沟通，使我们能够清楚地表达自己，并倾听他人的需求。

## 小结

在我们继续之前，让我们总结一下为了发展真正的伴侣关系需要做什么：

（1）要明白，我们选择的伴侣类型以及我们关系的发展动态都受到我们早期依恋风格的影响。

（2）找出儿童自我创伤，发现阻碍我们在成人自我基础上建立安全、信任和相互授权关系的任何问题，并去解决它们。

（3）要意识到，无论我们多么渴望逃离童年创伤，哺乳脑都会被吸引着去选择与我们的照顾者足够相似的伴侣，从而创造出对情感联系至关重要的熟悉感。

（4）要明白，一段感情的浪漫阶段不可能永远持续下去。一旦这一阶段结束，我们将面临由不匹配的价值观摩擦所带来的权力斗争。为了达到持久的真爱阶段，我们需要建立真正的伴侣关系。

（5）要记住，真正的伴侣关系和持久的爱情需要深厚的友谊，在友谊中我们相互欣赏对方的真实面目，学会有效地处理冲突，建立共同的目标。

# 第九章
## 改变你的交际

**在本章你将会学到：**

- 哺乳脑主导的思维和人脑主导的思维之间的差异以及我们在这些不同状态下能够进行哪些类型的对话。
- 在没有他人阻力的情况下表达自己的最佳方式。
- 我们如何能够以一种真正理解他人的方式去倾听他人。
- 我们在人际关系中最应该避免哪些沟通错误以及一些更好的替代方案。
- 解决我们消极的内心谈话的实用工具。

你有没有被别人说的话冒犯过？或许你觉得，尽管你并非有意，但也冒犯了对方？接下来发生了什么？两个人可能都感到被误会了，也许会生气或伤心。其实，爱情关系和工作关系中出现的大多数问题都是由于沟通中的误解引起的。

这很正常。我们每个人的大脑都非常不同，因此我们看待世界的方式也不同。此外，我们的大脑有一个威胁反应系统（包括斗争、逃跑或冻结），当我们受到挑战或发现任何真实的、想象的危险，就会触发该系统。在这种状态下，我们每个人都会变得情绪化、不理性、自私，几乎不可能进行良好的沟通。在本章中，我们将了解每天进入的不同大脑状态（哺乳脑主导和人脑主导），以及我们在每种状态下可能进行哪些对话。然后我们将讨论这些状态是如何引发的，如何管理这些状态。最后，我们将讨论如何在不触发他人威胁反应的情况下表达自我，以便有更好的机会得到倾听和理解。

# 为什么我们会陷入非理性争论以及如何避免

任何形式的交流都包括两个主要部分：表达（说话）和接收（倾听）。这两个部分都受到我们人脑、哺乳脑和爬行脑中枢在特定时刻的运作方式的影响。正如我们之前讨论过的，人脑中的前额叶皮层最有能力去真正掌握说话的内容，进行处理，并以平衡的方式表达我们的看法。这需要许多能量，也需要平和的情感哺乳脑中枢（如杏仁核、奖赏中枢）。如果杏仁核被某些话触发，它会暂时阻塞理性的大脑中枢，引发哺乳脑主导的思维和情绪反应。

让我们重温一下约翰·戈特曼博士的公寓实验室里发生了什么。在那里接受测试的每对夫妇都在摄像头监控下按要求分别讨论一般性事件、愉快的事件以及有分歧的事件（Gottman & Silver，1994）。其中有一对夫妇，暂且叫他们丹尼尔和朱迪吧，在养狗的问题上存在分歧，各自有不同的看法。从夫妻如何讨论问题这一场景来看，约翰就可以预测哪些夫妻最有可能一直生活在一起，哪些夫妻可能最终会分手（我们稍后再讨论这一点）。随着夫妻之间在有分歧的话题上越说越激动，他们变得越来越不体谅对方，反应更强烈，更生气，开始说对方一无是处（例如"你总是按自己的方式行事"）。

这时，实验人员打断了其中一半的夫妻，说麦克风坏了，并花了 10 分钟假装在修理。这些夫妻不得不暂停谈话，10 分钟后重新开始。有意思的是，休息这 10 分钟之后，他们听起来更加理性，更善于试着去理解对方的观点。在休息之前，杏仁核的活动增加，前额叶皮层的活动减少，从而无法保持理性、表现同理心、考虑他人的需求并抑制不想要的行为。适当的休息让杏仁核平静下来，让他们有机会回到前额叶皮层主导的思维。

重要的是要记住，当我们经历杏仁核劫持时，我们表现出强烈的自我意识，所以看不到自己的荒谬之处，在那种状态下试图对自己的行为做出正确的判断是徒劳的。我们应该利用前额叶皮层主导下的冷静、理性状态来想出一个办法，找到阻止我们的杏仁核被劫持的最可行的方法。这里有一些建议可以帮助你：

◆ **找个谈话的好时机** —— 确保你和你的伴侣都没有处于前额叶皮层耗尽状态或已经感到焦虑或其他以杏仁核为主的情绪中。如果任何一方注意到彼此处于杏仁核劫持状态，就休息 10 分钟。

◆ **使用番茄工作法** —— 如果你和你的伴侣都知道将要进行的对话不简单，那就应该提前与对方商量好休息时间并计时 —— 交谈 20 分钟，休息 10 分钟，然后如果需要，再交谈 20 分钟。

◆ **选择一个平和的环境进行谈话** —— 可以一起散步，坐在池塘／小河／水族馆旁，坐在花园里，或者坐在舒适的沙发上。

最好不要在开车的时候或者早上都在忙着准备上班的时候讨论。

◆ **在谈话之前做一个呼吸练习（像前面讨论过的）或者冥想**——要知道，杏仁核被劫持时，基本上不可能有足够的理智还能记得去做呼吸或者冥想。考虑到这一点，在谈话之前先做一个呼吸练习很有必要，可能会让你在一开口表达自己的时候更善解人意。

◆ **了解彼此以哺乳脑为主的反应**——当杏仁核被激活时，有些人会变得越来越健谈，而另一些人则选择沉默和退出。学习识别彼此的杏仁核反应可能会帮助你做出更好的选择并确定什么时候需要休息。

除了这些技巧之外，有效的沟通还需要以杏仁核友好的方式来表达和学习倾听，这一点我们将在下一节中讨论。现在，我们来看看在不同的思维和情绪状态主导下，对话有哪些类型。正如我们前面了解到的，如果杏仁核被触发，它就会劫持前额叶皮层，引发哺乳脑主导的思维。在那种状态下，我们要么以原始的未经前额叶皮层审查的方式表达我们的情绪，产生主动的攻击；要么抑制不想要的情绪，产生撤退和关闭。在撤退过程中，战争在内部仍继续进行，造成压力，消耗能量并进一步损害理性思维。

无论是在主动攻击还是被动撤退状态下，我们都无法在那一刻准确地听到他人所说的话，理解他人的观点，接受不同意见，感受同理心或关心可能出现的后果。只有当杏仁核体验到足够的安全感时，我们才能期望前额叶皮层处于最佳状态，产生前额叶皮层主导的思维。这样，我们才能够以建设性的方式分享我们的看法和观点，并了解他人的看法（这属于理智的讨论）。在前额叶皮层主导的状态下，我们可以为自己同时也为他人呈现不同的情感。这样，我们就能够准确地识别谈话给我们带来的感受，并使我们能够对对方表达的感受产生同理心（这属于真实的对话）。

真实的对话是人与人之间建立牢固的联系并获得亲密感所必需的对话类型，如果做得好，最终可以治愈过去的创伤。如果我们在分享的过程中确实感到无效或受到批评，即使是善意的（"哦，亲爱的，这些可真是够你受的。但你不要垂头丧气，要心存感激"），它也会触发杏仁核，推动我们猛烈抨击或撤退。其实，在内心深处，每个人都希望自己被爱、被接受，而杏仁核对此特别敏感。因此，我们稍后将讨论的技巧中有一个验证步骤，是促进情绪安全、信任和联系的关键部分。此外，情绪安全也是在关系发展动态中产生积极变化的重要因素，我们将在本书的最后讨论这一点。

## 如何以一种真正理解他人的方式去倾听他人

鉴于杏仁核的起源比较古老，它需要很多的安全感。我知道的对杏仁核友好的最佳交流方法之一是哈维尔·亨德瑞克斯和海伦·拉凯莉·亨特（Harville Hendrix & Helen LaKelly Hunt，2017）开发的意向对话。这种方法指导下进行的对话可以让你交流经验，有同理心并学会接受感知上的差异。为了保持对话不间断，人们轮流担当所谓的发送者（说话的人）和接收者（试图理解发送者观点的人）。要实现一个完整的对话，我们需要经历以下几个阶段：

◆ **约定时间** —— 如前所述，选择合适的谈话时间非常重要。双方都需要确保各自的杏仁核相当平静并且前额叶皮层的能量得到很好的补充。你可能还需要简单告诉对方谈话的情感基调，让对方评判一下自己是否有能力进行这个对话，并帮助他 / 她在情感上为谈话做好准备。可以这样表达："我想和你谈谈工作方面遇到的一些挫折，现在可以吗？"或者"我想分享一下我对你的感激之情。现在可以吗？还是以后再谈？"通过预约的方式，你表现出对他人界限的尊重，这已经是一种对杏仁核友好的方法。在交流中，我们希望避免任何可能触发杏仁核的事情。如果你的伴侣正在做着什么，你过来打断了他 / 她，那你恰恰很不幸地做到了这一点。

◆ **分享主观感受** —— 在这个步骤，会话发送者通过非指责性的第一人称陈述句来分享感受。比如："我今天早上一直感到难过、沮丧。我注意到你一直在看手机，我和你说我对工作的担忧时，你似乎没有在听。"

◆ **镜像**——在镜像阶段，会话接收者在不添加任何意见的情况下准确地反馈他们所听到的内容。

接收者："让我看看是不是这样。今天早上，你说你对工作的担忧时，我似乎没有听到，这让你感到难过、沮丧。对吗？"

发送者："对，就是这回事。"

接收者邀请对方和他/她继续分享："你还有什么想和我分享的吗？"

发送者："嗯，是的，我真的很珍惜我们之间的关系，有机会向你表达我的担忧对我来说意义重大，能让我平静下来，我也很欣赏你的看法。"

接收者："你的意思是说，能有机会向我表达你的担忧，你很感激，因为这能让你获得新的视角。对吗？还有什么吗？"

发送者："嗯，是的，我还提到可以帮助我冷静下来。我和你分享我的烦恼时，只要你能听我说，就表明我对你很重要，这让我有安全、被爱的感觉。"

接收者："好，看看我这次是不是也理解对了。当我倾听你的担忧时，你也有安全、被爱的感觉，这表明你对我很重要。对吧？还有什么要补充的吗？"

发送者："你说得对，我要表达的就是这些。"

接收者："谢谢。现在我来总结一下。今天早上，你和我分享你对工作的担忧时，我似乎没有在听，这让你感到难过、沮丧，也确实让你感到不安，因为我们的谈话能让你找到安全和被爱的感觉，你也确实喜欢听听我的看法。我专心地听你说话，会让你觉得你对我很重要、很有意义。是这样吧？"

发送者："是的，就是这样。"

这种做法一开始可能看起来有点儿奇怪，但是镜像式重复能给发送者提供机会，让他们放心地表达当前情况下真实的深切的感受。镜像向发送者提供证据，表明接收者正在倾听，只有在这种状态下，我们才能以一种非冒犯的方式表达自己（如果有人听我说话，那么我就不用大喊大叫或是闭口不说。能表达我的感受让我感到安全）。此外，镜像和信息反馈能使接收者真正理解对方所说的话。这也能保证接收者的身份更加清晰——我不需要解决任何问题或是捍卫自己的立场。在目前这一阶段，我唯一的工作就是尽可能准确地重复对方所说的话。

◆ **验证**——在这个步骤，接收者应该验证发送者所说的事情是否有道理。接收者不一定要表示同意，但在这个时候不应该表达他／她对此事的意见（可以稍后轮到他／她成为发送者时再这样做）。在这里，我希望接收者能真正尝试通过发送者的眼睛看世界，允许对同一情况进行多种感知。第三章谈到改变性格的时候，我说过我们都以不同的方式体验世界，当我们无视他人对现实的看法的时候，很多问题就出现了。我们习惯上认为世界就是我们所感知的那个样子，但是，基于我们个人的经验，我们每个人在感知、记忆和回忆方面都有偏差。因此，两个人对同一种情况有完全相同的体验，这在实际上是不可能的。在验证他人的体验时，我们应该尊重他们体验世界的方式（为什么不应该呢？难道我体验世界的方式比你的好吗）。

在前面那个例子里，接收者可能会说："我知道，今天早上我看手机时，你一定觉得我没有听你说话。既然你告诉了我，能与我说说你的事情对你来说是多么重要，那么我没听肯定会让你感到难过、沮丧。我知道了。你这样感觉是有道理的。"你注意到没有，接收者并没有试图捍卫自己的立场，他们只是试图根据发送者分享的内容从发送者的角度来看问题。这能给发送者留出空间，来接受他们所经历的那些感觉，并让接收者理解、接受他们为什么会有这种感觉（这就是验证）。

◆ 共情——在验证步骤完成的基础上，再加些情感投入就能创造出一种彼此联系的感觉。为此，接收者需要共情发送者所分享的感受——沮丧、没人倾听、难过。如果这些感受表达得不是很清楚，这也是个澄清的好时机。

接收者可以说："所以，照你说的，我能想象得到你一定很伤心、沮丧，因为今天早上你说了我却没有认真听。是这样吗？"

发送者："对，是这样，我很烦。我想了想，这就和我工作中的情况差不多——我经常感到像个隐形人，这是最让我沮丧的事情。"

接收者："哦，我明白了，所以你觉得，我好像对你分享的东西不感兴趣，让你觉得这和你在工作中的感受差不多。是这样吗？"

发送者："没错！我工作非常努力，也进行了大量的职业培训，可我总感觉我在工作中好像没有存在感，这真让人沮丧。"

接收者："哦，我可以想象，你在工作中投入了这么多的时间和精力，却感觉不受重视，像个隐形人，确实会让人非常沮丧。我真的能明白。还有其他要和我分享的吗？"

这时候，发送者可以选择继续分享或者完成这个步骤："谢谢，我觉得你真的听我说了，这对我来说很重要。"

在一段关系中，双方都应该有机会轮流成为接收者和发送者。这需要双方都有勇气承认自己的脆弱，并且愿意重新建立联系。一开始可能会感觉不自然，所以最好从表达欣赏开始练习（比如分享你最喜欢伴侣的哪些地方，或者让对方知道你真的很喜欢他/她昨天做的晚餐），因为一旦触发了杏仁核，想不做出反应是不可能的。对这个方法多加练习并熟悉以后，就可能会引出更具挑战性的对话（就像前面举的例子）。

掌握了这些技巧，我们就为杏仁核积累了越来越多的安全感，就可以坦白内心最深处的感受，并且去直面过去给我们带来了巨大痛苦的那些情况。当你敞开心扉去谈论让自己感到不安的事情，对方就在那儿倾听着，并且验证着你的感受，没有什么能比这更神奇、更治愈的了。这似乎与一般的智慧相矛盾——我们往往避免去验证那些所谓的不受欢迎的行为，甚至觉得是一种羞耻（无论是在他人身上还是在我们自己身上）。我们抱着一线希望，希望负面的强化会成为改变的动力。然而，相反的效果出现了。

如果杏仁核被触发，它会产生被动的哺乳脑主导的思维，逼停前额叶皮层，这样我们就无法真正听到另一个人的声音、理解他们的观点或产生同理心。这会导致各种自私的反应行为，如果经常这样做，就会成为我们在类似情况下的默认反应模式。只有让杏仁核平静下来，刺激前额叶皮层，我们才有机会改变这种状况。如果一种关系中只有一个人想要改变发展动态，或者双方距离太远而无法获得沟通中需要的那种亲密感（例如商业伙伴），那就比较难办了。在这种情况下，我推荐一种替代方法，称作非暴力沟通，可以帮助人们满足他们的需求。

## 非暴力沟通的技巧

美国心理学家马歇尔·卢森堡（Marshall Rosenberg，2015）对世界上存在这么多的暴力和冲突感到困惑。他毕生的使命是找到一种方法来帮助冲突各方达成解决方案。这就产生了非暴力的沟通方法，为我们提供了有效表达我们的需求和愿望的工具，并为移情倾听提供了明确的指导方针。即使只有一方掌握了这个工具，他们也可以更深入地了解对方真正想要表达的内容，并且可以以非暴力的方式做出回应。当然，如果双方都愿意学习会更容易，但在某些情况下这是行不通的。

让我们想象一下，苏西和她十几岁的女儿莉莉整天不停地争吵，苏西想方设法要去改变这种状况。然而，莉莉认为，只要她的妈妈能够改变表达的方式，她们之间的问题就会自然而然地得到解决。苏西感觉受到了指责，莉莉的态度和由此产生的行为也给她带来了压力。因此，苏西想学会以和平的方式向莉莉表达自己的需求，也愿意了解莉莉行为的根本原因。苏西需要通过4个步骤来有效地表达自己，并学会以共情的方式倾听莉莉的声音。

◆ **观察** —— 在这个阶段，重要的一点是苏西在没有评估或判断的情况下只是识别客观事实（这很难做到，所以可能需要一些练习）。听起来可能像这样："莉莉，我注意到这3天早上上班前，你想和我谈谈我们之间的关系。"重要的是，苏西只是陈述事实，而不是过多地解读这些行为（例如"你在早上开始这些对话，是不尊重我和我的工作"）。当我们对这些行为表达判断时，将对方置于防御模式，这注定会导致他/她撤退或进攻。

◆ **感受** —— 在这一步，苏西想分享这些情况给她带来的感受。在这时候，重要的是分享情感成分，而不是看法。所以可以这样说："在这些情况下，我感到压力、沮丧。"

◆ **需求** —— 我们还需要确定是哪些需求没有得到满足才

产生了这些感觉。这个需求清单可以包括我们之前讨论过的 6 种需求：安全 / 稳定、多样性、爱 / 联系、意义、成长、超越自我的贡献。我们还可以再扩展一下，在清单中加上身体需求（食物、休息）、自主（自由、独立）、和平 / 和谐、诚实等。

　　一旦苏西能够确定是哪一种或哪一组需求没有得到满足而导致上述感受，她就可以尽可能地以一种实事求是、不加评判的方式来表达："我需要与你建立联系。当讨论我们之间的关系时，我希望能够完全专注于这一点。但是，我也需要安全，这种安全来源于我在工作中的出色表现。我喜欢在早上规划我的工作任务，这样就可以让接下来的工作尽可能地高效。"苏西在这里只是解释了对她来说很重要的事情，而不是责怪莉莉影响了她的工作。

　　◆ 请求 —— 最后一步是制定一个非常清晰且容易遵循的请求，这将有助于苏西满足上述需求。"莉莉，在你我都方便的时候，你定一个具体的时间，咱们谈谈，讨论我们的关系，我真的很高兴。那样的话，我会以最佳状态来面对你和你的需求。你是想今天放了学咱们就出去一起吃晚饭一起讨论一下，还是另选其他的时间？我真的很想和你度过一段美好的时光。你同意吗？"

　　在这里，苏西提出了一个非常明确的方案，这样几乎不可能触发杏仁核。她多次表示，莉莉以及她们之间的联系对她有多重要，并且她确实想讨论莉莉提出的这个问题。她只是建议改变一点，那就是对话的时间安排，并且提供了明确的理由。她还建议出去吃一顿丰盛的晚餐，这种方式很诱人，可能会满足莉莉对重要性和欣赏的需要。

正如你看到的，这需要苏西以一种对杏仁核更友好的方式表达自己。苏西可以做的另一件事是学会倾听，明白莉莉试图通过她的行为满足哪些需求。这种倾听叫作共情倾听，有点儿类似于意向倾听。让我们想象一下莉莉拒绝改变，有一个高度活跃的杏仁核，从而导致了以哺乳脑为主发出的攻击。以下是苏西如何用同理心和非评判的方式倾听莉莉的 5 个步骤：

◆ **识别观察** —— 莉莉说："你总是在工作，不想和我待在一起。"苏西说："我听到你说我总是在工作。这让你感觉如何？"在这里，苏西是在帮助莉莉过渡到下一个阶段，而不是解释说，她是为了多赚钱才努力工作，因为那样一来谈话的重点就改变了，注意力就不在莉莉的感受那里了。

◆ **识别感受** —— 莉莉说："你让我感到孤独，觉得我对你来说不重要。我觉得你的工作总是排在我前面。"苏西说："你是说当我长时间工作时，你感到孤独，与我缺乏联系，这是你的意思吗？"如你所见，虽然莉莉使用的是责备的语言，但是，苏西的任务是尽可能准确地识别莉莉所表达的感受，而不是太在意她的语气。归根结底，人们的感受代表了他们的内心世界，而不是他们的意图。所以没有什么好辩护的——我们能做的就是去倾听，去尝试理解对方的感受。

◆ **共情这种感受**——感受是普遍存在的。即使我们没有身在其中，也可以与某些感受联系起来。所以苏西现在正努力回忆她感到孤独、与父母缺乏联系的时候。这使她能够对莉莉所处的状态感同身受，并加深了与她之间的联系。这一步骤可以表达出来，也可以在脑海中找到相关的感受。苏西选择了表达："莉莉，你一定很痛苦。我知道感到孤独和与父母缺乏联系是多么让人难过的一种感觉。"

◆ **识别需求**——在这个阶段，苏西试图从已经表达的内容中找出莉莉缺少的需求是什么。在这种情况下，是联系和欣赏。不过，苏西还是又确认了一遍："让我看看我是不是理解正确。当我长时间工作时，你感到孤独和难过，因为你缺乏与我的联系，你希望能感觉到你对我很重要。对吗？"莉莉看到妈妈没有做出反应，感到有些困惑，但奇怪的是，她意识到妈妈听到了她的话，理解了她的话，这让她平静了下来。她点了点头。

◆ **提出请求**——最后一步是让苏西弄清楚哪些行为可以帮助莉莉感受到彼此的联系和欣赏。

"我应该做什么才能向你表明我真的很关心你，也想和你建立联系呢？怎么做会让你觉得你对我很重要呢？"

莉莉："很好办，不要把工作带回家就好啦。"

苏西："嗯，好的，我知道你更愿意看到我在工作和家庭之间有清楚的界限。说实在的，我也觉得那样挺好。"

莉莉："对，我觉得对你也有好处，因为你晚上总是看起来很累、很烦躁。"

苏西："一点儿没错。我把工作带回家，确实让我感到压力很大，没有足够的时间放松。我们应该在晚上一起做点美好的事情。你想做什么？"

莉莉："我不知道，一起做个饭或者看个电影？或者在星期三我去游泳的时候，你去那儿的健身房或上个健身课？"

苏西笑了："确实，我的生活中应该加点儿运动和更健康的饮食。今天晚上咱俩一起做辣肉酱怎么样？然后我去看看你游泳的时间健身房有什么课。"

莉莉也笑了："棒极了。"

我希望你从这个例子中可以看到，有一种方法可以减少我们陷入自我辩解从而导致两败俱伤的次数。想象一下，如果苏西开始与莉莉争论她的工作，说是为了养这个家她也是迫不得已，这将如何影响到莉莉对情感联系的需求？可以肯定的是，这样做会进一步消耗她的需求，使她的杏仁核更加警觉，做出反应。这会让莉莉更加伤心，反过来又会让苏西感到内疚，也会更加难过。苏西对安全感和与女儿联系的需求也会遭到破坏。

尽管我们的自我精神有时会让我们渴望赢得一场争论，但最终我们还都是会输。因此，这种方法为我们提供了一种工具，创建更安全的对话，从中找到行为的根本原因并找到合理的双赢解决方案。但是，我们首先需要评估和调整我们的内心对话，确保我们在与他人的对话中能倾听、富有同情心，并理性思考。

## 解决我们消极的内心谈话的实用工具

我们都会用一定的内在对话来评估他人和我们自己的行为。我们的大脑网络最初形成一些看法，经过频繁的练习得到强化，形成一种内在对话的默认模式。当然，我们的状态会对内在对话有一定的影响。例如，当处于饥饿、脱水、疲劳或焦虑状态下，我们会经历哺乳脑主导的思维模式；如果休息充分、内心平静，我们就有不同的主导思想。

当谈到要建立非暴力对话和积极对话时，我们也需要评估我们脑海中的内在对话。我们的内在对话最终会改变我们对他人的感觉、思考和反应方式，因此从内在对话开始讨论很重要。首先来看看我们最关注的内在对话：我的哪些需求没有得到满足？这些需求没有得到足够的满足时，我的感受是什么？让我们想象一下，苏西十几岁的女儿莉莉想要了解自己，减少她的焦虑和反应。她未经过滤的内心对话可能是这样的：

◆ "我没用，永远不可能像妈妈那样事业有成。"这个想法表明莉莉想从事业成功中获得她的意义。她现在还是学生，正在学习大学入学考试课程（A-level），是班里的优秀学生，但她不清楚下一步该做什么。因此，她很羡慕她的妈妈，觉得她好像很清楚她想要做什么职业，而且做得很好。"没用"这个想法意味着她迷失了方向，不知道该如何解决。

她现在需要更具体地了解究竟缺少什么，进行大脑风暴，以拓宽被动的哺乳脑的视野。"我真的不知道该选择什么职业，但我想与人打交道，同时发挥我的创造力和分析能力。可是，大多数工作要么是创造性的，要么是分析性的，所以我不知道该怎么办。到这个学期末，我需要真正地多了解一些职业选择，这样我的目标才能更清晰。也许妈妈可以帮我多想想，看看哪些职业能同时包含这两项内容。"

我们可以看到，在思考这些更深层次的问题时，莉莉不再对她的妈妈感到不满，或者想和她竞争了。她开始渴望和妈妈公开谈论这件事。在这时候，对她的妈妈来说，保持好奇并使用非命令性的指导性问题非常重要。（"你梦想的工作包含什么？你想和什么样的人共事？你喜欢挑战不同的任务还是喜欢一成不变？"）苏西甚至可能建议与莉莉一起做德马蒂尼价值问卷，或者至少让她知道这个问卷。这会帮助莉莉更清楚地了解对她来说什么是重要的，并为衡量每个职业选择制定一套标准。

◆"我妈妈不关心我"——这里也许我们可以使用拜伦·凯蒂的转念作业法来看看实际生活中是不是真的这样。莉莉可以在油管视频网站上看拜伦·凯蒂的讲座或者看她的书，然后自己完成这个转念作业，也可以由合格的教练指导她完成整个过程。

（1）这是真的吗？"是的，她不想和我待在一起。"

（2）她不想和你待在一起，也不关心你。你能完全确定那是真的吗？"不，我不能完全确定，但看起来就是那样。"

（3）当你觉得"妈妈不想和我待在一起，也不关心我"的时候，你的感觉如何？你做了什么？"我感到悲伤、孤独、没有存在感。我开始看电影来逃避这些感觉，也不能集中精力去学习。有时我甚至想考试考砸，这样就可以惩罚她对我不关心。然后我又为这样的想法感到内疚，开始做一些事情来让她高兴，比如给她煮咖啡或给她买小礼物。但是不管怎样，我的心都感觉不到平静，好像我需要努力去赢得她的爱。我真的很累。"

（4）要知道，我们的看法会对我们的感受和恐惧产生偏差。"我妈妈不想和我待在一起，也不关心我"，如果没有这样的想法，你会怎么样？"嗯，那样的话，当她不在身边时，我不会感到那么难过，我可以做其他事情，与其他人接触。当我想让她和我在一起时，可以告诉她，因为我不相信她不想和我待在一起。这样我能更好地专注于我的学业，也能更自由地做出适合我的职业选择（而不是取悦她或惩罚她）。我会感到更轻松、更快乐。当我们确实在一起共度时光时，我也会觉得更有趣。"

（5）现在你能明白为什么要放弃这种想法了吗？"是的，我可以看到，当我没有这种想法时，我可以从与妈妈在一起的时间中收获更多。另外，我可以有精力与其他人建立联系，而不只是希望从妈妈那里得到。"

（6）转机（还有没有其他同样真实或是更真实的陈述）：

① "我妈妈确实想和我待在一起，她也很关心我"——你有什么证据吗？"有。她总是对我这一天过得怎么样感兴趣，如果我需要她的帮助，她会陪我到很晚。她也一直建议和我一起做点什么，所以我认为她确实想花时间和我在一起。"

② "我不想和妈妈在一起，也不关心她"——是这样吗？"呃，我想想。我发现我有时对课后俱乐部和社交聚会忙得不亦乐乎，甚至没有注意到她是否想和我共度时光（我想，对她来说，她工作起来也是如此，所以这可能不是针对我的）。"

③ "我不想和我自己待在一起，也不关心我自己"——你怎么看这句话？"这句话很深刻。我想我所有的不安全感都来自内心。我有时找机会和别人待在一起，就是想逃避消极的内心对话，就像分散自己的注意力一样。我想这确实算作不想花时间与真实的我在一起，因为我确实有各种不同的想法。另外，我想我并不像关心他人那样关心自己，所以我也许应该学会更多地关心自己，这样我就不需要那么多的外部情感输入来让自己平静下来。"

通过挑战她的内心对话，莉莉正在进入更客观的现实，激活她的前额叶皮层，这使她的被动反应更少，更机智。

还有一种方法可以培养对杏仁核更友好的内心对话，那就是写下每天的感恩清单或是"今天进展顺利"清单。这样做可以给杏仁核指出我们周围环境中那些好的方面，让我们有机会对世界有一个更平衡的看法。杏仁核当然也还是会注意到不完美的事物，但至少会有一些积极的事物来平衡。在感恩清单中，可以包括对我们有意义的非常具体的一些事情。比如：

◆ 早晨遛狗很开心。
◆ 帮助同事进行数据分析得到同事的表扬。
◆ 享用午餐。
◆ 又是偏头痛没有发作的一天。
◆ 与昨天相比，步行距离增加了 1 倍。

从内心对积极事物做出的这种评估使我们感到更加平衡，并对我们的立场有更客观的看法。这在与他人的交流中也很重要——我们经常表达我们不满意的方面，却不去承认和提及对彼此的欣赏。

## 有害的互动和更好的选择

让我们来继续讨论戈特曼的研究（Gottman & Silver，1994；Gottman et al.，2019）。24 小时都待在公寓实验室里的夫妻在监控下正常互动，完成布置给他们的任务——分别讨论一个愉快的、中性的和有分歧的话题。整个过程都被录下来了，同时记录他们所说的话，监测他们的心率，采集尿液样本来测量他们的压力荷尔蒙水平。除此之外，这和住在含早餐的民宿没什么两样。数据科学家分析了视频和音频记录以及压力反应，由此确定了4种对人际关系非常有害的互动类型：

（1）**不断地批评**——不断地对他人的作为或不作为感到不满，并认为有权教育或"解决"他们（例如，"你总是花钱买些没用的东西，你怎么了？"）。更好的选择是用"我怎么怎么"的语言来表达这个信息，指出这种行为没有满足你的哪些需求。"我对我们的财务状况感到担心。我需要安全感，也希望为我们的家人提供同样的安全感。我看到银行账户里的钱越来越少，我会感到恐惧。我知道我们最近有几笔不小的开支。我们谈谈好吗？"

（2）**无用的防御**——这包括用反击来回应批评："你也买了我们不需要的东西，而且你下班回家总是很晚。"或是自我欺骗："我正需要买一块新手表。我真的希望我妻子能支持我，分享我的梦想。"其实一个更好的选择是对你的行为负责："是的，我想和你谈谈来着。我了解过这款很不错的手表，根据我的研究，它肯定会升值。我趁着这个机会以优惠价买了一块，不会有任何问题的。不过现在想想，我真的应该在买之前和你商量一下。我保证将来一定会先和你商量，达成共识再买。谢谢你的提醒，我这样做不够体贴，有点儿草率。"

（3）**不尊重和谴责**——用表示没用或没地位的称呼来指代对方。戈特曼发现这种沟通形式绝对是离婚的最佳预兆，因为这表明了我们对那个人的基本态度。继续上一个例子，表达出来可能是这样的："你真是个自私的混蛋，总是想干什么就干什么，是一个完全不负责任的父亲和丈夫。我真后悔嫁给你这样一个啥都干不好的废物。"（听起来确实很尖刻，对吧？）对这种表现没有什么快速的解决办法。不过，正如前一章所讲的，将那个人的价值观与我们自己的价值观联系起来可能有助于提升那个人在我们心目中的地位。健康的关系需要平等地看待他人。我们渴望我们的另一半和我们一样，正是这种偏差使我们看不到对方的价值和好处。每个人真正看重的东西不一样，用你的标准来看，你的伴侣在其很看重的事情上花费大量金钱对你有什么好处呢？

（4）**沉默不语**——这是对伴侣所说或所做的事情缺乏反应的一种表现。在人际关系中，我们在特定情景下通过语言、肢体动作和行为进行交流。当我们沉默不语时，我们假装看不到对方。这肯定会触发受到冷落的对方的杏仁核反应，因为情感上的连接对哺乳脑产生至关重要的安全感来说必不可少。为了避免这种情况，我们可以在无法交谈的情况下提前做好沟通："我现在感觉很不舒服，因为工作上的压力很大，没有精力处理其他事情。等今天晚上我完全在状态的时候咱们好好聊聊，让我再来听你分享，怎么样？"

戈特曼还注意到，夫妻之间积极面和消极面的比例至少要达到5:1才可以。如果想让关系更加充实、强大，这个比例最好能达到20:1。所以，这给了我们一个很重要的启发——即便在普普通通的日常情况下，我们也需要学会相互表达我们的感激之情。我们可以使用意向对话或非暴力沟通方法以一种对他人有意义的方式来分享感激之情。这一章的结尾让我们来讨论一些在沟通中引入更多积极性的想法。

◆ **表达感激** ——对对方所说的或所做的表示感激（例如，"今天的晚餐又美味又健康，谢谢你亲爱的，辛苦啦"）。这样的表达能触发奖励系统，在双方体内产生多巴胺，增强他们的幸福感。此外，把积极的事情说出来可以抵消杏仁核主导的内心牢骚，以更加平衡的方式来看待人际关系。

◆ **表达欣赏** ——类似于刚才讲的分享感激，但是范围更广，可以包括这个人的全部（例如，"我想让你知道，你在我们的关系中投入了这么多的情感，我非常感激。每当我们见面你拥抱我时，我都能感受到你深深的爱"）。重要的是，要诚实，并且要对你真正在意的事物表示欣赏。

◆ **对他人排名前三的事情感兴趣** ——一旦你确定了哪3件

事对与你交流的人来说最重要，你要表现出支持的态度，这对他／她来说很有意义。你可以主动去问，或者让对方有机会和你分享他／她喜爱的事物（例如，"说到手表，你今天又了解到什么新知识了吗"）。

◆ 识别对方"爱的语言"——盖瑞·查普曼（Gary Chapman，2015）在《爱的五种语言》（*The 5 Love Languages*）一书中假设有5种爱的语言（言语、礼物、服务行为、精心时刻、身体接触），我们每个人都有我们最容易接受的偏好。当然，这只是指出我们可能存在偏好差异的一种方式。别忘了，你的大脑自然而然地认为对方与你非常相似。因此，重要的是去了解彼此的喜好，然后决定你是否愿意以这种方式去表达对对方的爱和感激。比如，我最喜欢的两种爱的语言是身体接触和精心时刻，所以当我和马修一起做事时，我会感到满满的爱。马修则倾向于言语或肯定的话语，非常欣赏用心的礼物。了解这种偏好差异可以在需要的时候帮我们有效地让另一个人感到特别。比如，为了一些特殊场合，我花了很多时间（我本来不想花这么多时间的）为马修准备周到的礼物，马修也会在我生日的时候或其他重要日子里请假，这样我们就可以一起做些什么。

◆ 提问——这是表明另一个人对你很重要的最有效方式。当我们生命中很重要的那个人花时间来了解我们的感受、我们感兴趣的事情以及我们生活各个方面的进展情况时，我们就会分泌催产素，一种表示联系、信任和依恋的荷尔蒙。这让我们能感到安全，减少压力，增强大脑的可塑性，有助于我们处理好正在经历的任何事情。

最后，我们表达自己和倾听他人的主要行为会随着重复使用变得越来越明显，我们越容易反复去做。因此，成功的沟通需要有条不紊地重复那些有效的表达和聆听行为，以覆盖我们想要改变的那些无效行为。

## 小结

让我们总结一下有效沟通的要点：

（1）谈话前，前额叶皮层的能量需要得到充分补充，杏仁核需要保持适度平静。

（2）找到对杏仁核友好的交流方式很重要，例如，意向技巧可以使人们的经历得到倾听、反应、验证和共情。

（3）如果我们觉得自己被忽视、不受尊重或者其他重要需求无法得到满足，就会采用无效的沟通模式。因此，在沟通过程中，重要的是弄清楚我们想通过我们的行为来满足哪些具体需求，然后以一种直接、清晰的方式进行沟通。

（4）我们思考和表达的方式很大程度上受到我们内心交流的影响。因此，要对他人更加友善、体贴的话，我们首先需要对自己友善、体贴。

（5）默认的交流模式是由占主导地位的大脑网络引起的，随着时间的推移，练习越多，这些网络会变得越强大。只有始终如一地、定期地实践新的参与方式，我们才能在沟通模式上产生持久的变化。

# 结语

　　读完这本书，我希望你知道改变是可能实现的。然而，只有按照我们的大脑创建、强化新系统所需要的条件去做，我们才能创造自愿的、持久的变化。这些系统是创造新的行为、新的情感模式、健康的关系动态所必需的。为了创建这些新系统，我们需要足够的能量、睡眠、大脑化学物质的良好平衡、较低的压力水平，最重要的是，安全感。为了强化这些系统，我们需要定期重复新的行为／模式。

　　此外，如果我们想要改掉某些行为，需要首先明白从这些行为中得到了什么，然后找到更好的方法来满足这些重要的需求。这样，我们重复旧行为的愿望自然就会降低，通过减少重复最终削弱了旧系统。这种活动依赖于大脑的可塑性。当然，每个领域的变化要具体而言，我们先来把每一章的内容都做一个简要概述。为了使这些见解落到实处，我带领我假设的客户艾米莉来完成这整个过程。首先，让我们看看艾米莉对本书讨论的 9 个领域中的每一项满意程度如何（1—10 分，1 分表示最差，10 分表示最好）：

（1）习惯——6 分。艾米莉身体健康，定期锻炼，最近也已戒酒，她对此很满意。不过，她仍然在努力控制糖和面包的摄入量，因为它们会使她臃肿。

（2）情绪——4 分。艾米莉与一连串的消极情绪和抑郁情绪做斗争；她为自己的这种感觉自责，因为她知道自己的生活过得还不错。

（3）性格——5 分。尽管艾米莉觉得自己已经在努力改变，但她仍然在与消极的世界观做斗争。每当她的老板要见她，她的第一个想法就是自己要被炒鱿鱼。

（4）效能——5 分。艾米莉非常敬业，有很多工作要做，这就导致她的工作时间非常长（即使她不必非得这样）。一天的工作结束，她还是想着工作的事儿，这影响到她的个人生活、睡眠质量和情绪健康。

（5）脑健康——4 分。艾米莉经常感到情绪低落，有脑雾，并且长期焦虑，思考问题也不像以前那样清晰了。

（6）决策力——6 分。目前，艾米莉对自己的生活很满意。但是当她需要做出一个重要的决定时，往往会想来想去，最终完全沉浸在自己的想法中，无法做出任何决定。

（7）领导力——6 分。艾米莉的工作需要长时间使用电脑、与客户互动、与同事沟通。她希望能提升到一个更高的管理岗位，但又担心自己可能胜任不了。

（8）**两性关系**——5分。她与伴侣丹尼尔之间的关系比较稳定。他们通常相处得很好，但是因为他们俩都在家工作，有时会有一些摩擦。意见不合时，丹尼尔往往不说话，这让艾米莉很抓狂。她一时冲动之下说的那些话，自己事后都很后悔，觉得自己那样说肯定是疯了。

（9）**交际**——6分。艾米莉有很多朋友，可以很好地向他们表达她的想法和情感。当朋友需要她的帮助时，她也是一个很好的倾听者。只要她和丹尼尔没有分歧，她在两性关系中的沟通也很美好。可是，一旦起了争论，艾米莉往往会表现出巨大的愤怒、焦虑，冲动地指责对方，进行反驳和防御。

正如你所看到的，艾米莉在每个方面的得分都在5分左右，这表明她的生活还算可以忍受，但与她的理想相去甚远。她试着通过纯粹的意志力和决心来改变每一个方面，但往往还是回到老习惯上。

艾米莉决定改变，投入大量精力来改变，然后又回到老习惯（或者没有改变，正如艾米莉所说的那样），这种像悠悠球一样来回摇摆的生活状态对她产生了非常负面的影响。她把自己的生活与其他人的生活进行比较，感到更加绝望。艾米莉认为自己肯定是从根本上错了。"我怎么了？"她问我，同时深深地叹了口气。好吧，让我们带着艾米莉把这本书里的观点逐章检查一遍，深入了解为什么她发现自己很难改变，看看怎样才能让她的大脑做出持久的改变。

## 1. 改变习惯

　　对艾米莉日常生活评估以后，我们发现，很明显艾米莉过度紧张了。她为忙碌的生活而感到自豪，这让她很难优先考虑休息。很确定的是，她的前额叶皮层需要创造变化，并且要知道，当我们过度疲劳时，前额叶皮层的功能会受到损害。

　　因此，她计划在早上当前额叶皮层的能量比较充沛时开始一个新习惯。我们知道，刚开始的时候最好一次改变一个习惯。艾米莉选择要吃得更健康，因此她用早餐吃鸡蛋来代替不吃早餐或者在火车站随便买份糕点和咖啡的做法。

　　为了提高她的动机，我让艾米莉写出一份清单，列出她开始养成这个习惯的 50 个好处和不这样做的 50 个坏处。经过一番认真思索，她最终写出了两份长长的清单，对变化有了新看法。她吃甜食的旧习惯给她带来疼痛（如胃胀），她最初改掉这个习惯的想法就是与疼痛有关。然而，新习惯还给她带来了愉悦的联想（比如穿着紧身牛仔裤看起来很棒，在晨会上更加专注，把在车站买糕点和咖啡的钱省下来度假用）。

　　同时，她意识到，当她焦虑时，经常用甜食来逃避情绪，所以我们想出了一个替代方案 —— 在日记中写下她的感受。艾米莉喜欢写作，想对她的焦虑有更多的了解，这对她很有吸引力，于是她买了一个漂亮的新笔记本，专门用来写日记。

为了避免一次性过多的变化会触发杏仁核，艾米莉先只是改变她的早餐习惯 —— 午餐和晚餐的习惯以后再说。这样的话任务比较容易管理。为了建立完善的系统，艾米莉每天早上都坚持这种新的健康的早餐习惯，除了星期天以外。她喜欢和侄女在星期天一起去当地的咖啡馆吃煎饼。这个计划让艾米莉觉得切实可行，并且让她很兴奋。

## 2. 改变情绪

在艾米莉开始改变她的饮食习惯之后，我们开始改变她的情绪模式。第一步是逐渐了解每种情绪在告诉她什么。我们审视了所有 8 种情绪，了解艾米莉什么时候有这些情绪。她曾经花了很长时间去抑制那些不受欢迎的情绪，并把它们标记为不良情绪，所以，她过了一段时间才明白，这些不良情绪也是她哺乳脑功能中的正常部分。

她开始观察这些情绪产生之前的情况，并能熟练地识别这种时候哺乳脑要告诉她什么。她发现愤怒、焦虑、悲伤通常是由缺乏安全性和稳定性的情况引起的，所以她试着培养好习惯来更大程度地为她的哺乳脑提供这些。我告诉她，以杏仁核为主的思维方式和以前额叶皮层为主的思维方式都是正常大脑功能的一部分，当她了解了之后，得到了极大的安慰，"所以我根本就不是疯了"。

然后我们制订了一个计划,当她的杏仁核被触发并开始劫持前额叶皮层时,如何能在做重要决定时不会忘乎所以。艾米莉承诺说,她会在这些情况下休息 15 分钟。她也逐渐开始在她与人相处时这样做。

过了一段时间,艾米莉开始用转念作业法检查触发她杏仁核的内在想法,经过练习,该方法成为她挑战没用的、过时的信念的直接工具。艾米莉选择每个星期天下午来重新评估她的情绪模式,使用转念作业法或其他前额叶皮层主导的技能来挑战她的思维。

渐渐地,她的负面情绪消失不见了,取而代之的是内心平静甚至快乐的感觉。当然这确实需要定期地有意识地去做。艾米莉在日记中记录下她的情绪,找到这些情绪的触发因素,并且逐渐明白所有情绪都是必需的,因此做出有价值的反馈。通过这种做法,她建立了诱发安全的习惯,在杏仁核被触发时先休息一下,同时挑战她的内在信念。

## 3. 改变性格

在我们解决了她的情绪模式并开始努力去改变之后,艾米莉对自己性格特征方面的许多抱怨都消失了。了解到看法本身是带有主观偏见的,这让艾米莉在挑战自己的看法时更开放了。我们用德马蒂尼的方法来看看艾米莉真正在意的东西有哪些,这可以帮助她深入了解哪些目标对她有真正的意义，哪些目标是跟着他人的价值观而积累来的。

一方面，她知道自己真正追求的是什么；另一方面，她一直努力做出对她来说并不十分重要的改变（例如，像她姐姐那样创办自己的公司，或者像她父亲鼓励的那样不断学习新事物）。这两方面相结合减轻了她的负担，帮助艾米莉更清楚地了解哪些具体目标与她想要在生活中实现的目标完全吻合。

看到固定型思维模式和成长型思维模式的定义，艾米莉笑了。"我经常陷入固定的心态，专注于我无法控制的事情，但是对于我的朋友和家人，我给他们提供了以成长心态为主的强大支持。"我们觉得，她自己也可以做到这一点，所以她写了一份清单，列出一些她在可控范围内要专注去做的事情。

## 4. 改变效能

艾米莉最初认为，不间断工作和多任务处理有助于她完成更多工作。后来，我们用神经科学的知识挑战了这种看法之后，艾米莉承认，当她试图同时处理大量任务时，确实会感到压力很大，大脑开始疲劳，这样一来就很难在下午保持高效和敏锐。尽管还是只专注于工作，但在下午 2 点之后，艾米莉发现她需要更长的时间来写电子邮件、处理客户请求。

通过计算，她惊讶地发现她在下午工作的效率如果不是上午的三分之一，至少也降低了一半。艾米莉决定用番茄工作法来训练她的注意力，随后尽量避免同时处理过多的任务。艾米莉仍然拒绝选择休息，但是她想出了一个好办法，把容易集中注意力的会议转移到下午而不是早上来进行。

做了拖延评估以后，艾米莉惊讶地发现，她的很多过度工作都来自不会拒绝和追求完美，这常常让她感到筋疲力尽，却无法停下来。因此，她无法专注于任务，更容易分心，比如去查看电话和电子邮件、刷新闻、处理简单但不是必须要做的任务。

艾米莉把她的所有任务都写下来，根据紧迫性和重要性将它们放在 4 个象限，然后划掉所有可以让别人代做的不紧急的任务，还学会了在将来如何说不。我们还制定了策略，讨论如何以其他方式获得重要性并且加强联系（艾米莉以前就是通过说"是"和追求完美来满足这方面需求的）。

## 5. 改变脑健康

艾米莉经常运动，饮食也相当健康。然而，她发现，因为每天摄入大量的兴奋剂（如糖和咖啡），她的大脑总是处于过度兴奋的状态。她认为现在应该养成更好的工作习惯，进行适当的休息，让她的前额叶皮层有机会得到恢复和补充。

她意识到，大部分情况下她都是在午餐后喝咖啡、吃巧克力，所以我们想到一个办法，让她在午餐时间去慢跑或者快走30 分钟，而不是在办公桌前吃午餐。经过轻微的运动，她自然感到放松，大脑也得到了充足的富氧血液。另外，既然付出努力和时间锻炼了，她自然会做出更好的食物选择，因此她会从隔壁一家咖啡馆买健康的汤或沙拉。艾米莉尽量避免午饭吃乳制品和含麸质的食物，看看是不是能减少脑雾。我们同意先暂时保留咖啡，但是只能在午餐时间喝一杯。睡眠是另一个需要改进的领域。下午 1 点以后不再喝咖啡应该能对此有所帮助。

此外，艾米莉经常在晚饭后查看邮件，有时会忘乎所以地工作到睡觉时间。所以，她的思维加速，想停停不下来，要经过很久才能渐渐入睡。成功进行了所有这些改变并养成新习惯以后，我们开始解决这个问题 —— 她为什么要这么晚才查看邮件？然后使用拜伦·凯蒂的转念作业法来挑战所有相关的看法。

我们设计了其他晚上的例行程序，用任何让艾米莉感到愉快的事情来代替在笔记本电脑上工作（如果新习惯也能触发奖赏中枢或者比旧习惯更好，那么就更容易取代旧习惯）。她可以看电影（不是最佳选择，但总比回复客户询问要好）、与朋友共进晚餐、在河边散步、与妈妈视频聊天、做手工、看书等。

## 6. 改变决策力

了解了快速且基于经验的决策系统 1 和理性但缓慢的决策系统 2 之后，艾米莉将她近年来做出的重要决策——列出来，标记出哪个系统帮她做出了哪个决策。许多个人选择都是由哺乳脑驱动的直觉指导下成功做出的，比如选择与哪些人共度时光、培养哪些爱好。而有的决策，例如，住在哪个国家，则需要方法上的逐步评估。

然而，大多数具有挑战性的决定，例如，和谁约会既能避免过去的错误，又依然能产生火花，则需要两个系统的结合。艾米莉承认，在做专业选择时，她常常不相信自己的情绪，结果会陷入分析瘫痪。好在，在她开始记录自己的情绪以及触发这些情绪的事情之后，这种情况发生了变化——它突然变得比她曾经以为的更有效、更重要。艾米莉同意观察那些发挥作用的情绪，看看是不是有清晰的模式可以帮助她更快地做出决定。

### 7. 改变领导力

学习了不和谐模式和共鸣模式后，艾米莉意识到她在专注于与工作相关的任务以求高效完成时经常会出现不和谐的情况。在开会期间，当她努力想从不和谐的模式切换到共鸣模式时，有时会妨碍她了解同事的观点。一般来说，和朋友在一起时，和同事在非上班时间在一起时，她通常会表现出共鸣风格。

艾米莉意识到，如果她想在工作中获得领导职位，就要开始在小组会议中实践共鸣风格，了解同事的思维方式以便更好地协作。她向部门经理表达了她的想法，询问她是否可以正式地指导某位员工，锻炼一下她的领导技能。令她惊讶的是，她的部门经理感到自身的监管责任负担过重，所以她对艾米莉的提议非常满意，马上给艾米莉分配了一名员工让她管理。

通过实践，艾米莉找到了不和谐的领导风格和共鸣的领导风格之间的平衡，为她的下属提供了一个良好的环境，可以有效地完成分析任务，同时也提供了一个具有创造性的场所，供下属在会议期间与他人分享想法、与他人共同协作。

## 8. 改变关系

总的来说，艾米莉对她的人际关系方面非常满意，认为丹尼尔是她想与之共度余生的人。在将她的人际关系动态与她的原生家庭进行比较后，艾米莉意识到她有时过于独立（回避依恋风格），并且不希望丹尼尔真正地陪在她身边。我们启动了儿童自我治愈疗法，告诉她的杏仁核，世界是一个比她小时候了解到的安全得多的地方。我们对她的哺乳脑依然坚守的过时的信念——进行研究，并用前额叶皮层一个接一个地挑战它们，用更准确的信念来替代它们（这里还是使用了拜伦·凯蒂的转念作业法）。

这样，艾米莉也可以就敏感话题向丹尼尔敞开心扉了，在他们之间创造了更多的情感连接。看到丹尼尔不仅没有躲避，还在杏仁核安全的范围内也向她敞开心扉，艾米莉得以更深入地了解丹尼尔，这进一步加强了他们的联系和信任。他们还更好地了解了彼此最看重的 3 件事情并将它们联系起来，这有助于他们将彼此视为最佳伴侣，从而更欣赏对方，矛盾也减少了。

## 9. 改变交流方式

艾米莉意识到她很容易被冒犯。她知道，对她来说，她非常看重一段关系中对尊重的需求，并学习以非暴力的沟通方式表达出来。另外，她也在学习倾听丹尼尔在与她交流时表达的需求。他们都很乐意尝试意象交流法，尽管在目前这个阶段依然感觉有点儿不自然。他们每周练习一次意象对话，并且越来越熟练。他们试着通过讨论每天开心的事情来表达更多的积极性，并且通过提出开放式问题来了解彼此当天的经历。

有趣的是，这提醒他们，虽然他们有很多共同点，但他们仍然是两个不同的人，所以应该避免假设对方的想法或对方的意思，直接问问题才会真正理解彼此。丹尼尔和艾米莉在他们的关系中都表现得更明显，更能接受他们真实的样子。

他们之间依然存在分歧，但是，每当事情要变得严重，他们都先来 15 分钟的休息时间。休息过后，艾米莉不再发怒，丹尼尔也不需要过多地把自己封闭起来。他们越来越善于尊重彼此的情绪和精神状态，当确实有争论时，能做到在彼此之间创建良好的界限，保证更有利于彼此健康。

我们每个人的大脑都是与众不同、独一无二的，所以我希望你能根据自己的个人情况对这本书的内容按需索取，希望这本书能最大程度地帮助到你。每个大脑都令人难以置信，并且能做出令人惊奇的事情，所以我希望这本书可以帮助你更好地了解自己的大脑。

我希望你对自己的大脑有一种全新的认识，并尊重和接受它，这样你就可以根据大脑的真实情况来实现改变，而不是与之对抗。我们生活中的大多数问题之所以发生，是因为我们不接受现实，我们制订计划的根据是我们希望自己成为什么样的人，而不是真正的自己。这样我们肯定会迷失方向。我希望你现在能更多地发现你是谁（你的大脑什么样），剥除不属于你的层次。

你是完美的，你就是你。让人意外的是，当接受了这一点，你就可以做出有意义的改变，养成对你更好的习惯，体验更愉快的情绪模式，做出更有成就感的决定，发展更特殊的关系，付出所有努力去创建更健康、强大的沟通模式。

旅途的每一步我都与你同在，因此请随时多读几遍这本书，不同的见解会在不同的时间与你产生共鸣。我希望，你在了解了你伟大而疯狂的大脑之后能更爱自己。你真了不起！

# 加比亚的信

首先，感谢你选择阅读这本书。我希望你学到了一些有趣的大脑知识和有用的技巧，能帮助你探索自我。如果你确实喜欢这本书并想了解我的最新活动，可以通过以下链接查看（我们不会与第三方共享你的电子邮件地址，你也可以随时退订）：http://thread-books.com/sign-up。

这本书融合了我在神经科学研究、企业和个人客户指导以及为公司和公众提供应用神经科学研讨会等方面的探索。在这段旅程中，我了解到，要在大脑知识、相关案例和实用工具之间找到良好的平衡并不是一件容易的事，需要随时进行大量的调整。我希望本书的内容可以帮助你了解你的大脑，明白你"卡住"的原因，并为你不断前进提供实用的工具。

如果你能写下评论帮助其他读者发现这本书，我将不胜感激。另外，我很乐意听到你对本书的见解，并回答你的任何问题。请随时在脸书、推特、领英或我的网站上与我联系。

祝你拥有运行良好的前额叶皮层和冷静的杏仁核！

加比亚

脸书：empoweryourbrain
推特：@supergcoaching
领英：phd-gabija-toleikyte
网址：www.mybrainduringtheday.com

# 缩略语

ANS – autonomic nervous system 自主神经系统

BBB – blood-brain barrier 血脑屏障

BDNF – brain-derived neurotropic factor 脑源性神经营养因子

CBT – cognitive behavioural therapy 认知行为疗法

DMN – default mode network 默认模式网络

GABA – gamma amino butyric acid γ – 氨基丁酸

IA – inner adult 成人自我状态

IC – inner child 儿童自我状态

IP – inner parent 父母自我状态

LGN – lateral geniculate nucleus 外侧膝状体核

LTP – long-term potentiation 长时程增强

MNS – mirror neuron system 镜像神经元系统

NAcc – Nucleus accumbens 伏隔核

non-REM – non-rapid eye-movement stage of sleep 睡眠中非快速眼动阶段

PFC – prefrontal cortex 前额叶皮层

PSNS – parasympathetic nervous system 副交感神经系统

REM – rapid eye-movement stage of sleep 睡眠中快速眼动阶段

SNS – sympathetic nervous system 交感神经系统

SRIs – serotonin reuptake inhibitors 血清素再摄取抑制剂

TA – transactional analysis 交往 / 沟通分析

TPN – task-positive network 任务正向网络

VTA – ventral tegmental area 腹侧被盖区

# 致谢

　　我非常享受写这本书的整个过程。不过，我在这里想说的是，如果没有家人、同事和导师的大力支持，我是不可能完成这个任务的。首先，我要感谢我的丈夫马修·凯文·约翰·皮登，感谢他对我职业生涯给予的无条件的支持，也感谢他成为我们的女儿埃米利娅·露娜·皮登的好父亲。同样，我非常感谢我的婆婆简·皮登。她搬来和我们住在一起，帮助照顾埃米利娅，把我们的房子变成了一个真正的家。我还要感谢我的妈妈拉穆特·图莱克，她鼓励我和我的兄弟姐妹们在追求教育的道路上不断前行。我也要感谢我的父亲安塔纳斯·图莱克（愿他安息）。我父亲与我分享了他对书籍和学习的热爱，并向我展示了依赖于活动的大脑的可塑性的奇迹。事实上，他是我最初对神经科学感兴趣的主要原因之一，因为我看到他在经历了3次缺血性中风后通过大量的训练恢复了大部分认知和心理功能。

　　我也非常感谢我的导师和合作者文森特·沃尔什（Vincent

Walsh）教授和保罗·布朗（Paul Brown）教授，他们帮助我在应用神经科学的研究中取得进展。感谢凯茜·拉舍（Cathy Lasher）和苏·斯道克黛尔（Sue Stockdale）在我作为商业教练的培训中为我提供了出色的培训和指导。我还要感谢10多年来为我提供机会在他们的实验室进行研究的所有人：立陶宛维尔纽斯大学的奥斯瓦尔达斯·卢克森纳思（Osvaldas Ruksenas）教授、芬兰赫尔辛基大学的珀蒂·帕努拉（Pertti Panula）教授和英国伦敦大学的迈克尔·豪瑟（Michael Hausser）教授。我不仅在那里学到了有关大脑研究的最宝贵的见解和最先进的研究方法，还接触到一些杰出的研究人员，尤其是克里斯托夫·施密特－希伯（Christoph Schmidt-Hieber）和维尔·萨利宁（Ville Sallinen）。他们对研究的热爱和奉献精神以及他们对我的指导促使我在研究的道路上勇往直前。我也感谢所有我在本书中提到的研究人员，他们的辛勤工作为我们的世界带来了真正的改变。

此外，我要感谢我指导过的所有客户以及参加我的研讨会和工作坊的所有学员，他们为我提供了构思和改进这本书的机会。最后，我要感谢我出色的经纪人凯特·巴克（Kate Barker）女士和 Thread 出版团队，正是他们让这本书成为现实。